Plantas aromáticas y medicinales: principales técnicas de cultivo, recolección y manipulación

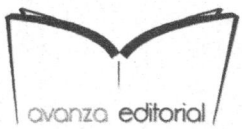

avanza editorial

Editado por:
EDITORIAL FAE, S.L.U.
Correo electrónico: editorial@editorialfae.com

Plantas aromáticas y medicinales: principales técnicas de cultivo, recolección y manipulación
Elsa Rubio Dulce

1ª Edición

Se ha puesto el máximo empeño en ofrecer a la persona lectora una información completa y precisa. Sin embargo, Editorial FAE, S.L.U., no asume ninguna responsabilidad derivada de su uso ni tampoco de cualquier violación de patentes ni otros derechos de terceras partes que pudieran ocurrir. Esta publicación tiene por objeto proporcionar unos conocimientos precisos y acreditados sobre el tema tratado. Su venta no supone para el editor ninguna forma de asistencia legal, administrativa o de ningún otro tipo.

ISBN: 978-84-1135-385-4

Impreso en España

Índice

U. A. 1. Introducción a las plantas y la fitoterapia

U. A. 2. Las plantas medicinales

U. A. 3. El cultivo y sus técnicas

U. A. 4. La recolección

U. A. 5. Técnicas de manipulación

U. A. 6. Fitoterapia

EJERCICIOS DE AUTOEVALUACIÓN

U. A. 7. Otros conceptos y usos de las plantas aromáticas y medicinales

Aplicaciones prácticas

Ejercicio de evaluación final

Solucionario

Bibliografía

U. A. 1. Introducción a las plantas y la fitoterapia

Introducción

Las plantas aromáticas y medicinales han desempeñado un papel fundamental en la historia de la humanidad, tanto en la medicina tradicional como en la gastronomía, la cosmética y la industria. Su uso se remonta a las primeras civilizaciones, donde eran valoradas por sus propiedades terapéuticas, su capacidad para conservar alimentos y su aplicación en rituales culturales.

En la actualidad, la fitoterapia —disciplina que emplea las plantas con fines preventivos o curativos— ha ganado un renovado interés, impulsada por la demanda de productos naturales, la búsqueda de alternativas a los fármacos sintéticos y la creciente preocupación por la sostenibilidad. Este auge ha estimulado el desarrollo de técnicas específicas para el cultivo, recolección y manipulación de estas especies, que aseguren la calidad, la seguridad y la eficacia de sus principios activos.

Para aprovechar al máximo su potencial, resulta imprescindible conocer la clasificación botánica de las especies, las familias vegetales de mayor relevancia en fitoterapia, las condiciones de cultivo óptimas y los métodos de procesado y conservación que preserven sus propiedades. Además, se requiere comprender los posibles riesgos asociados a su uso, incluyendo interacciones farmacológicas y toxicidad de ciertas especies.

El estudio de estas plantas, además de importante desde un punto de vista técnico y productivo, también lo es desde un enfoque cultural, ya que integra conocimientos de etnobotánica y usos tradicionales que enriquecen el enfoque científico con la sabiduría popular.

Objetivos

- Reconocer la importancia histórica, cultural y actual de las plantas aromáticas y medicinales en diferentes ámbitos productivos y sociales.
- Identificar las principales familias botánicas utilizadas en fitoterapia y sus características distintivas.
- Clasificar las plantas aromáticas y medicinales según criterios botánicos y funcionales.
- Comprender los conceptos básicos de fitoterapia y su relación con los principios activos presentes en las plantas.
- Valorar la relevancia de la etnobotánica como fuente de conocimiento y preservación de usos tradicionales.
- Distinguir las especies de interés de aquellas que puedan resultar tóxicas o peligrosas.

1. Introducción

Las **plantas aromáticas y medicinales** constituyen un recurso natural de gran valor, utilizado tanto por sus propiedades terapéuticas como por su capacidad de aportar aromas y sabores característicos.

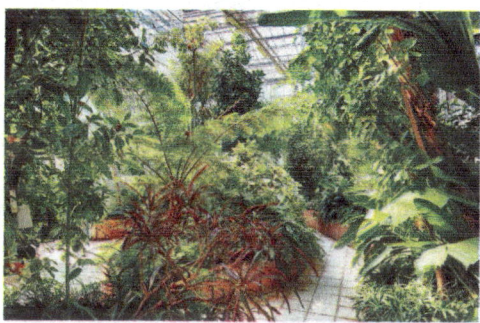

Fig. 1. El estudio de las plantas combina la botánica, la agronomía y la fitoterapia, y resulta imprescindible para garantizar que su uso sea eficaz, seguro y sostenible

Estas plantas se caracterizan por contener **principios activos**, es decir, compuestos químicos responsables de sus efectos sobre el organismo humano o animal. Dichos compuestos se encuentran en concentraciones variables en diferentes partes de la planta —hojas, flores, raíces, corteza, semillas— y su calidad depende de factores como la especie, el clima, el suelo y el momento de recolección.

Para comprender la diversidad de especies existentes, es útil observar algunos ejemplos concretos de plantas aromáticas y medicinales, junto con sus usos principales y las partes de la planta que se aprovechan:

Planta	Uso principal	Parte utilizada	Principio activo destacado
Lavanda	Relajante, aromaterapia	Flores	Aceite esencial (linalol)
Menta	Digestivo, refrescante	Hojas	Mentol
Manzanilla	Antiinflamatoria, sedante	Flores	Apigenina, camazuleno
Romero	Estimulante circulatorio	Hojas y flores	Ácido rosmarínico, cineol
Aloe vera	Cicatrizante, hidratante	Hojas (gel interno)	Acemanano, aloína

Este ejemplo muestra la gran variedad de aplicaciones que pueden encontrarse incluso en un reducido grupo de especies. Cada una de ellas puede tener, además, más de un uso relevante.

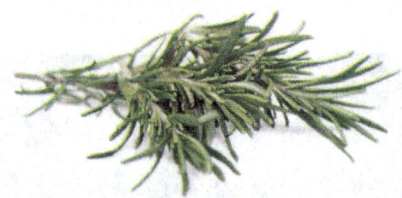

Fig. 2. El romero no solo actúa como estimulante circulatorio; también se emplea como condimento culinario

En un enfoque profesional, el trabajo con estas plantas requiere atender a varios aspectos clave:

1. **Identificación botánica precisa**, para evitar confusiones con especies similares pero tóxicas.
2. **Conocimiento de sus propiedades y principios activos**, que permite elegir la especie más adecuada para cada finalidad.
3. **Aplicación de técnicas de cultivo, recolección y manipulación** que preserven la calidad del producto final.
4. **Cumplimiento de normativas y controles de calidad**, esenciales en su comercialización y uso medicinal.

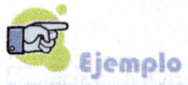
Ejemplo

Por ejemplo, una recolección de menta en condiciones de humedad excesiva puede favorecer la aparición de moho, disminuyendo tanto su aroma como su valor terapéutico. Del mismo modo, un secado inadecuado de la manzanilla puede degradar sus principios activos y reducir su eficacia.

2. Clasificación de las plantas

La clasificación de las **plantas aromáticas y medicinales** permite ordenarlas de forma lógica según características comunes, lo que facilita su identificación, cultivo y uso.

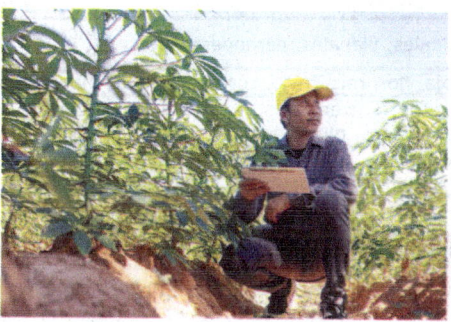

Fig. 3. En fitoterapia y en agronomía se combinan criterios botánicos y funcionales, de manera que un mismo ejemplar puede pertenecer a varias categorías según el enfoque que se utilice

En primer lugar, desde el punto de vista **botánico**, estas plantas se agrupan siguiendo criterios taxonómicos: reino, división, clase, orden, familia, género y especie. Este sistema científico es el que emplean biólogos y agrónomos para evitar confusiones, ya que cada especie cuenta con un nombre científico único en latín (por ejemplo, *Rosmarinus officinalis* para el romero).

Sin embargo, en la práctica agrícola y comercial, también se utilizan clasificaciones **funcionales** que atienden a las características de uso, la parte aprovechada de la planta o la naturaleza de sus principios activos.

Para visualizarlo mejor, se puede resumir en la siguiente tabla las clasificaciones más habituales y un ejemplo de cada una:

Criterio de clasificación	Categorías	Ejemplo
Por familia botánica	Lamiáceas, Asteráceas, Apiáceas, Verbenáceas...	Menta (*Mentha piperita*, familia Lamiaceae)
Por ciclo vital	Anuales, bienales, perennes	Albahaca (anual), Perejil (bienal), Romero (perenne)
Por parte utilizada	Hoja, flor, raíz, fruto, corteza	Manzanilla (flor), Jengibre (raíz)
Por principio activo	Aceites esenciales, alcaloides, flavonoides, mucílagos	Lavanda (aceites esenciales), Valeriana (alcaloides)
Por uso principal	Medicinal, culinario, ornamental, industrial	Aloe vera (medicinal), Orégano (culinario)

Esta clasificación múltiple es especialmente útil para el sector productivo. Por ejemplo, un productor que cultiva **lavanda** no solo sabe que pertenece a la familia Lamiaceae y que es perenne, sino que también conoce que su valor comercial se centra en los aceites esenciales extraídos de sus flores, utilizados en perfumería y cosmética.

Es importante destacar que algunas plantas, como el **tomillo**, cumplen varias funciones al mismo tiempo: es aromática culinaria, medicinal por sus propiedades expectorantes, y además se emplea en la industria alimentaria como conservante natural gracias a su contenido en timol.

En la práctica profesional, utilizar una clasificación combinada permite:

1. **Evitar errores de identificación** que podrían poner en riesgo la salud del consumidor.
2. **Optimizar el manejo del cultivo** en función del ciclo vital y necesidades agronómicas.
3. **Dirigir el procesado y la manipulación** según la parte de la planta de interés.
4. **Aumentar el valor añadido** del producto ofreciendo usos múltiples.

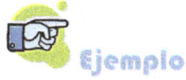

Ejemplo

Si un agricultor detecta que en su finca crece hinojo (Foeniculum vulgare), la clasificación botánica le permite confirmar la especie, pero la clasificación por uso le orientará hacia su venta para infusiones digestivas, y la clasificación por parte utilizada le indicará que debe recolectar principalmente las semillas.

3. Familias más importantes en fitoterapia y sus características distintivas

En **fitoterapia**, ciertas familias botánicas destacan por contener un gran número de especies con aplicaciones medicinales y aromáticas.

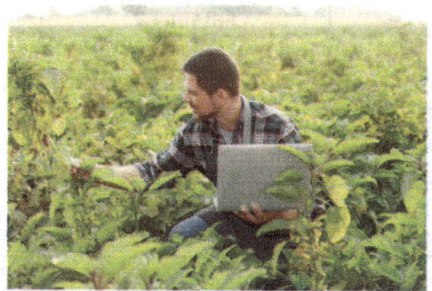

Fig. 4. Conocer las familias facilita la identificación de las plantas, y ayuda a anticipar propiedades y posibles usos, ya que muchas especies de una misma familia comparten principios activos y características morfológicas

Entre las familias más relevantes encontramos:

1. **Lamiaceae (Labiadas)** – Agrupa numerosas plantas aromáticas productoras de aceites esenciales, como la lavanda, la menta o el romero. Suelen tener tallos cuadrangulares y hojas opuestas.
2. **Asteraceae (Compuestas)** – Comprende especies como la manzanilla, el diente de león y la caléndula, conocidas por sus propiedades digestivas, antiinflamatorias y cicatrizantes.

3. **Apiaceae (Umbelíferas)** – Incluye el hinojo, el anís y el comino. Se caracterizan por su inflorescencia en forma de umbela y su uso frecuente como plantas digestivas y carminativas.
4. **Rosaceae** – Familia de plantas que incluye el espino blanco y el rosal silvestre, con especies ricas en taninos y flavonoides, empleadas para trastornos circulatorios y como astringentes.
5. **Fabaceae (Leguminosas)** – Algunas especies como el regaliz poseen principios activos con propiedades antiinflamatorias y expectorantes.
6. **Zingiberaceae** – Aunque menos numerosas, especies como el jengibre son muy valiosas por sus aplicaciones digestivas y antiinflamatorias.

Se presenta a continuación una tabla comparativa con las familias más importantes, sus especies representativas y sus características distintivas:

Familia botánica	Ejemplos de especies	Características botánicas	Principales aplicaciones medicinales
Lamiaceae	Lavanda, Romero, Menta, Tomillo	Tallos cuadrangulares, hojas opuestas, flores bilabiadas	Relajantes, digestivas, antisépticas, expectorantes
Asteraceae	Manzanilla, Caléndula, Diente de león	Inflorescencia en capítulo, hojas alternas, frutos aquenios	Antiinflamatorias, digestivas, cicatrizantes, depurativas
Apiaceae	Hinojo, Anís, Comino	Umbelas compuestas, tallos huecos, hojas muy divididas	Carminativas, digestivas, estimulantes
Rosaceae	Espino blanco, Rosal silvestre	Flores con 5 pétalos, hojas alternas, frutos variados	Cardioprotectoras, astringentes, antioxidantes
Fabaceae	Regaliz, Trébol rojo	Hojas trifoliadas, flores en racimos, fruto tipo legumbre	Antiinflamatorias, expectorantes, fitoestrogénicas
Zingiberaceae	Jengibre, Cúrcuma	Rizomas aromáticos, hojas alternas, flores vistosas	Digestivas, antiinflamatorias, antioxidantes

El reconocimiento de estas familias no solo tiene interés académico: en la práctica, permite que un recolector o agricultor identifique de forma más rápida posibles especies útiles, incluso si no conoce de memoria su nombre exacto.

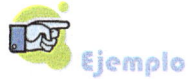

Ejemplo

Por ejemplo, si en el campo se encuentra una planta con tallo cuadrangular y hojas opuestas con intenso aroma, probablemente pertenezca a la familia Lamiaceae, y podrá relacionarse con usos como infusiones digestivas o aceites esenciales.

Del mismo modo, si se observa una flor amarilla en capítulo (estructura típica de las margaritas) y se sabe que pertenece a la familia Asteraceae, será más fácil identificarla y prever que pueda tener propiedades calmantes o antiinflamatorias.

U. A. 1. Introducción a las plantas y la fitoterapia

Resumen

Las plantas aromáticas y medicinales son especies vegetales que contienen compuestos bioactivos, denominados principios activos, capaces de ejercer efectos terapéuticos o de aportar aromas y sabores característicos. Estos compuestos se concentran en diferentes partes de la planta —como hojas, flores, semillas, raíces o corteza— y su calidad depende de factores como la especie, el clima, el suelo y las condiciones de recolección y manipulación.

En el ámbito de la fitoterapia, el conocimiento de estas plantas permite su uso en la prevención, alivio o tratamiento de diversas dolencias. Además de su interés medicinal, muchas especies se emplean en gastronomía, cosmética e industria, lo que amplía sus posibilidades de aprovechamiento. La producción de calidad exige una identificación botánica precisa, un manejo agronómico adecuado y la aplicación de técnicas de secado, almacenamiento y procesado que conserven sus propiedades.

La clasificación de estas plantas puede hacerse con distintos criterios. Desde un punto de vista botánico, se agrupan por su taxonomía (familia, género, especie) y reciben un nombre científico único, lo que evita confusiones con otras especies. Desde un enfoque funcional, se pueden clasificar según su ciclo vital (anual, bienal, perenne), la parte utilizada (hojas, flores, raíces...), el tipo de principio activo que contienen (aceites esenciales, alcaloides, flavonoides...) o su uso principal (medicinal, culinario, ornamental). Esta clasificación múltiple facilita tanto la identificación como el manejo y la comercialización.

En fitoterapia, destacan varias familias botánicas por su abundancia de especies útiles. Las Lamiaceae incluyen plantas aromáticas ricas en aceites esenciales, como lavanda, menta y romero; las Asteraceae, con inflorescencias en capítulo, reúnen especies como manzanilla y caléndula con propiedades antiinflamatorias y digestivas; las Apiaceae incluyen hinojo y anís, reconocibles por sus umbélulas y conocidos por su acción carminativa; las Rosaceae cuentan con especies como espino blanco, de uso cardiovascular; las Fabaceae, como el regaliz, destacan por sus propiedades antiinflamatorias; y las Zingiberaceae, como jengibre y cúrcuma, aportan rizomas de gran valor medicinal y culinario.

Reconocer la familia botánica y los rasgos morfológicos característicos es una habilidad clave para evitar errores de identificación, prevenir riesgos por toxicidad y optimizar el aprovechamiento de las especies. La correcta clasificación y conocimiento de estas plantas es, por tanto, la base para cualquier trabajo de cultivo, recolección y manipulación con fines terapéuticos, alimentarios o industriales.

Glosario

Aceite esencial

Mezcla de compuestos volátiles producidos por ciertas plantas, responsables de su aroma característico y de muchas de sus propiedades medicinales.

Aromática

Planta que se cultiva o utiliza principalmente por el aroma de sus hojas, flores o frutos, con fines culinarios, cosméticos o medicinales.

Astringente

Sustancia que provoca la contracción de tejidos y reduce secreciones, utilizada para tratar diarreas o pequeñas hemorragias.

Botánica

Ciencia que estudia las plantas en todos sus aspectos, incluyendo su clasificación, estructura, función y distribución.

Carminativa

Sustancia o planta que ayuda a prevenir o aliviar los gases intestinales y la hinchazón abdominal.

Ciclo vital

Período que abarca todas las etapas de vida de una planta, desde la germinación hasta la producción de semillas y la muerte.

Clasificación taxonómica

Sistema científico que ordena las plantas según su parentesco biológico, utilizando categorías como familia, género y especie.

Etnobotánica

Disciplina que estudia el uso tradicional de las plantas por parte de diferentes culturas y comunidades.

Fitoterapia

Uso de las plantas o sus extractos con fines preventivos o terapéuticos para la salud humana o animal.

Medicinal

Planta utilizada por sus principios activos con el objetivo de prevenir, aliviar o curar enfermedades.

Partes útiles

Órganos o estructuras de la planta que contienen los principios activos de interés, como hojas, flores, raíces, semillas o corteza.

Perennes

Plantas que viven más de dos años y que suelen florecer varias veces a lo largo de su vida.

Planta anual

Planta que completa su ciclo vital en un año, desde la germinación hasta la producción de semillas y muerte.

Principio activo

Componente químico presente en una planta que produce un efecto biológico específico.

Umbela

Tipo de inflorescencia en la que todos los tallos florales parten de un mismo punto, característica de la familia Apiaceae.

Ejercicios de autoevaluación

1. **¿Qué son los principios activos de las plantas aromáticas y medicinales?**

   a. Sustancias que dan color a las flores.

   b. Compuestos químicos responsables de sus efectos terapéuticos.

   c. Elementos que favorecen la fotosíntesis.

   d. Minerales presentes en la savia.

2. **¿Cuál de las siguientes partes de la planta es aprovechada en el aloe vera con fines medicinales?**

   a. La raíz.

   b. El tallo.

   c. Las hojas, en su gel interno.

   d. Las flores.

3. **¿Qué factor puede reducir la eficacia de la manzanilla tras la recolección?**

   a. Un secado inadecuado.

   b. Uso de semillas no certificadas.

   c. Riego por goteo.

   d. Alta exposición solar durante el cultivo.

4. **¿Qué tipo de clasificación ordena las plantas según su familia botánica, género y especie?**

   a. Funcional.

   b. Química.

   c. Taxonómica.

   d. Agrícola.

5. El nombre científico *Rosmarinus officinalis* corresponde a:

    a. Lavanda.

    b. Romero.

    c. Menta.

    d. Tomillo.

6. Una planta anual:

    a. Vive y completa su ciclo en un año.

    b. Puede vivir indefinidamente.

    c. Solo produce flores en su segundo año.

    d. Necesita ser replantada cada tres años.

7. ¿Qué parte del hinojo se recolecta principalmente para uso medicinal?

    a. Las flores.

    b. Las semillas.

    c. Las raíces.

    d. La corteza.

8. ¿Cuál de estas familias botánicas se caracteriza por tallos cuadrangulares y hojas opuestas?

    a. Asteraceae.

    b. Lamiaceae.

    c. Apiaceae.

    d. Rosaceae.

9. **Una inflorescencia en capítulo es típica de la familia:**

    a. Zingiberaceae.

    b. Lamiaceae.

    c. Asteraceae.

    d. Fabaceae.

10. **El timol, con propiedades antisépticas y expectorantes, es característico del:**

    a. Romero.

    b. Tomillo.

    c. Aloe vera.

    d. Jengibre.

U. A. 2. Las plantas medicinales

Introducción

Las plantas medicinales han acompañado a la humanidad desde tiempos remotos como recurso terapéutico, cultural y económico. Su uso, inicialmente basado en la observación empírica y en la transmisión oral de conocimientos, se ha enriquecido con los avances de la botánica, la farmacognosia y la fitoterapia moderna, que permiten identificar y aislar sus principios activos, comprender sus mecanismos de acción y optimizar su aprovechamiento.

El estudio de esta unidad se centra en los aspectos esenciales para la correcta identificación, aprovechamiento y manipulación de las plantas medicinales, partiendo de sus definiciones y características fundamentales. Se abordará la formación de compuestos bioactivos, la clasificación de los órganos útiles, el aprovechamiento tradicional y los procesos de envasado y almacenamiento. Además, se tratarán los inconvenientes y problemas asociados a su uso y comercialización, desde riesgos de deterioro hasta la pérdida de eficacia por malas prácticas de conservación.

En la actualidad, el interés por las plantas medicinales, además de a razones culturales o terapéuticas, también responde a su creciente papel en la industria farmacéutica, cosmética y alimentaria, así como a su potencial económico en el marco de una agricultura sostenible y diversificada. Por ello, el conocimiento riguroso de sus propiedades, técnicas de manipulación y precauciones de uso es imprescindible para profesionales del sector agrario, herbolarios, recolectores y productores que deseen garantizar calidad, seguridad y valor añadido en sus productos.

Objetivos

- Definir el concepto de planta medicinal y distinguirlo de otras categorías botánicas de interés.
- Explicar el proceso de formación de los principios activos y su relevancia en el uso terapéutico.
- Identificar los órganos útiles de una planta y su función en la obtención de compuestos bioactivos.
- Analizar las principales formas de aprovechamiento tradicional de las plantas medicinales.
- Describir los procesos adecuados de envasado y almacenamiento que garantizan la calidad y durabilidad de los productos vegetales.
- Reconocer los principales inconvenientes y problemas asociados a la manipulación y comercialización de plantas medicinales.
- Aplicar criterios técnicos y de seguridad en la manipulación para preservar la eficacia y minimizar riesgos.

1. Definiciones

Las **plantas medicinales** se definen como aquellas especies vegetales que, en su totalidad o en alguna de sus partes, contienen principios activos capaces de prevenir, aliviar o curar enfermedades, así como de contribuir al bienestar general.

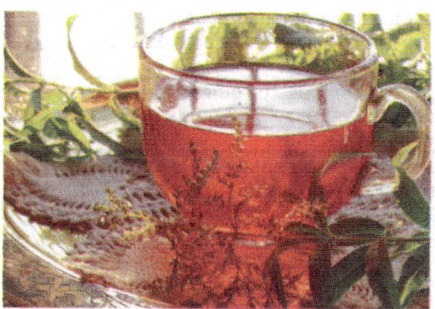

Fig. 1. Las propiedades medicinales pueden encontrarse en hojas, flores, raíces, corteza, frutos o semillas, y su aprovechamiento puede ser directo, por ejemplo, mediante infusiones, o tras un proceso de transformación

En un sentido más amplio, el concepto también abarca aquellas plantas que, aunque no tengan una acción terapéutica directa, poseen compuestos que mejoran la salud de forma complementaria, como los antioxidantes, antiinflamatorios o estimulantes del sistema inmunitario.

Para comprender mejor el alcance del término, resulta útil diferenciarlo de otros conceptos afines, ya que no todas las plantas aromáticas son medicinales y no todos los remedios naturales provienen de plantas. Por ejemplo, una planta puede tener un valor culinario (como el perejil) y, al mismo tiempo, contener compuestos beneficiosos para la salud.

A continuación, se muestra una comparación orientativa que ayuda a distinguir las plantas medicinales de otras categorías relacionadas:

Concepto	Características principales	Ejemplo
Planta medicinal	Contiene principios activos con acción terapéutica comprobada o tradicionalmente reconocida.	Manzanilla (*Matricaria chamomilla*), usada para problemas digestivos.
Planta aromática	Posee aceites esenciales o compuestos volátiles que proporcionan aroma y sabor; puede o no tener propiedades medicinales.	Lavanda (*Lavandula angustifolia*), aromática y relajante.
Planta tóxica	Contiene compuestos que pueden ser peligrosos para la salud humana o animal.	Adelfa (*Nerium oleander*), tóxica incluso en pequeñas cantidades.
Planta alimenticia con propiedades saludables	Se consume como alimento y aporta beneficios más allá de su valor nutricional.	Ajo (*Allium sativum*), con efectos cardiovasculares protectores.

Para facilitar la comprensión del concepto, se puede observar que las plantas medicinales se encuentran en un **punto intermedio** entre lo terapéutico y lo nutritivo: no son fármacos en sentido estricto, pero sus principios activos pueden tener efectos similares a los de algunos medicamentos, con la ventaja y el riesgo de su origen natural.

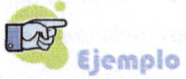
Ejemplo

La menta piperita (Mentha × piperita) es utilizada para aliviar problemas digestivos como la indigestión o el exceso de gases. Su acción se debe principalmente al mentol, un principio activo con propiedades antiespasmódicas y carminativas. Aunque se puede consumir en infusión directamente, también se utiliza en extractos estandarizados para lograr una dosis más precisa.

2. Formación de los principios activos

Los **principios activos** son los compuestos químicos responsables de las propiedades terapéuticas de las plantas medicinales. Se forman como resultado del metabolismo vegetal, un conjunto de procesos bioquímicos que permiten a la planta crecer, defenderse y adaptarse a su entorno.

En términos generales, el metabolismo vegetal se divide en metabolismo primario (necesario para la vida de la planta, como la fotosíntesis o la respiración) y metabolismo secundario (que produce compuestos no esenciales para la supervivencia inmediata, pero fundamentales para la defensa y adaptación).

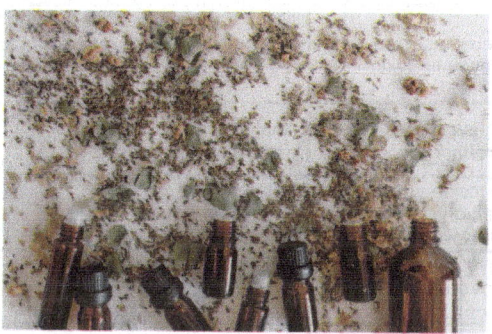

Fig. 2. Los principios activos suelen originarse en el segundo tipo de metabolismo

Antes de enumerar los principales grupos de compuestos, es útil conocer que su formación puede depender de factores como:

- **Genética de la planta**, que determina su capacidad de producir ciertos compuestos.
- **Condiciones ambientales**, como luz, temperatura y humedad.
- **Estado de desarrollo**, ya que la concentración de principios activos varía según la etapa de crecimiento.
- **Estrés biótico y abiótico**, como ataques de plagas o sequías, que pueden aumentar la síntesis de sustancias defensivas.

A continuación, se presenta una clasificación de los principales tipos de principios activos y su función terapéutica, acompañada de ejemplos:

Grupo de principio activo	Función principal en la planta	Acción terapéutica en el ser humano	Ejemplos
Aceites esenciales	Repeler insectos, atraer polinizadores	Antiséptica, relajante, digestiva	Aceite de eucalipto (*Eucalyptus globulus*), aceite de lavanda (*Lavandula angustifolia*)
Alcaloides	Defensa contra depredadores	Analgésica, estimulante, sedante	Morfina (*Papaver somniferum*), cafeína (*Coffea spp.*)
Flavonoides	Protección contra radiación UV y oxidación	Antioxidante, antiinflamatoria, vasoprotectora	Quercetina (cebolla), rutina (trébol)
Taninos	Protección frente a herbívoros y patógenos	Astringente, cicatrizante	Taninos de la corteza de roble (*Quercus robur*)
Saponinas	Defensa frente a hongos y bacterias	Expectorante, diurética	Saponinas del regaliz (*Glycyrrhiza glabra*)
Glucósidos	Defensa y almacenamiento de energía	Cardiotónicos, laxantes	Digitoxina (*Digitalis purpurea*), antraquinonas (sen)

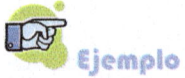
Ejemplo

El romero (Rosmarinus officinalis) produce aceites esenciales ricos en cineol y alcanfor como respuesta a la exposición solar intensa y a condiciones de baja humedad. Estos compuestos no solo le sirven como defensa natural frente a plagas, sino que también poseen propiedades antiinflamatorias y estimulantes de la circulación en uso humano.

No todos los principios activos son seguros en cualquier dosis. Algunas plantas contienen compuestos que, en exceso o mal administrados, pueden resultar **tóxicos**. De ahí la importancia de conocer no solo su formación, sino también sus concentraciones y límites seguros de uso.

3. Órganos útiles de las plantas

Las plantas medicinales pueden aprovecharse en su totalidad o a través de órganos específicos que concentran los principios activos. Estos órganos, que cumplen funciones vitales para la planta, se recolectan en momentos concretos de su ciclo biológico para obtener la mayor calidad y potencia terapéutica posible.

En términos generales, los órganos útiles se dividen en partes aéreas y partes subterráneas, aunque también existen estructuras especiales como las cortezas, resinas o bulbos. La elección del órgano a utilizar depende de:

- La **localización** del principio activo (hojas, raíces, semillas...).
- El **estado de desarrollo** de la planta (botón floral, fruto maduro...).
- El **objetivo terapéutico** o uso industrial.

A continuación, se presenta una clasificación de los órganos más utilizados, acompañada de su función en la planta y un ejemplo de aplicación medicinal:

Órgano útil	Función principal en la planta	Forma de aprovechamiento	Ejemplo de uso medicinal
Hojas	Fotosíntesis, respiración, transpiración	Infusiones, extractos, aceites esenciales	Hojas de salvia (*Salvia officinalis*) para problemas digestivos
Flores	Reproducción, atracción de polinizadores	Infusiones, macerados, jarabes	Flores de manzanilla (*Matricaria chamomilla*) con efecto calmante
Frutos	Protección y dispersión de semillas	Zumos, aceites, extractos	Fruto del hinojo (*Foeniculum vulgare*) para gases intestinales
Semillas	Germinación y reserva de nutrientes	Aceites, decocciones	Semillas de lino (*Linum usitatissimum*) como laxante suave
Raíces	Absorción y almacenamiento de nutrientes	Decocciones, polvos, extractos	Raíz de ginseng (*Panax ginseng*) como adaptógeno
Rizomas	Reserva de nutrientes y reproducción vegetativa	Decocciones, polvos	Rizoma de cúrcuma (*Curcuma longa*) como antiinflamatorio
Bulbos	Reserva de energía	Uso fresco, extractos	Bulbo de ajo (*Allium sativum*) como antimicrobiano
Corteza	Protección frente a daños y patógenos	Decocciones, tinturas	Corteza de sauce (*Salix alba*) como analgésico natural

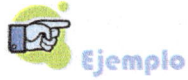
Ejemplo

La valeriana (Valeriana officinalis) se aprovecha principalmente por su raíz y rizoma, donde se concentran los ácidos valerénicos responsables de su efecto sedante. La recolección se realiza al final del verano, cuando la planta ha acumulado la mayor cantidad de principios activos en sus partes subterráneas.

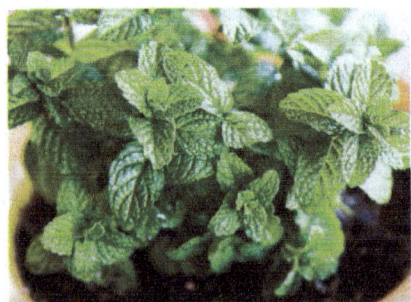

Fig. 3. El momento de recolección es fundamental: por ejemplo, en plantas con principios activos volátiles, como la menta, las hojas deben recolectarse antes de la floración para asegurar la máxima concentración de aceites esenciales

4. Aprovechamiento tradicional

El **aprovechamiento tradicional** de las plantas medicinales se remonta a las primeras civilizaciones y se ha transmitido de generación en generación, combinando observación empírica, prácticas culturales y creencias populares. Antes del desarrollo de la farmacología moderna, las comunidades dependían de la recolección directa y la preparación artesanal para elaborar remedios que trataban desde dolencias comunes hasta enfermedades graves.

Las formas de uso tradicional se adaptaban a los recursos disponibles, al conocimiento local y a las propiedades de cada planta. En muchos casos, estas prácticas han servido como base para investigaciones científicas que han confirmado —o matizado— la eficacia de ciertos tratamientos.

Entre los métodos más habituales de aprovechamiento tradicional se encuentran:

Método tradicional	Descripción	Ejemplo de planta utilizada	Finalidad terapéutica
Infusión	Macerar hojas o flores en agua caliente para extraer compuestos solubles.	Manzanilla (*Matricaria chamomilla*)	Calmar problemas digestivos y nerviosos.
Decocción	Hervir raíces, cortezas o semillas para extraer principios activos más resistentes.	Corteza de sauce (*Salix alba*)	Reducir dolor y fiebre.
Maceración	Dejar reposar partes de la planta en agua, aceite o alcohol a temperatura ambiente.	Ajo (*Allium sativum*) en aceite	Antibacteriano y antiparasitario.
Ungüentos y pomadas	Preparaciones grasas con extractos vegetales para uso tópico.	Árnica (*Arnica montana*)	Desinflamar golpes y hematomas.
Fumigación e inhalación	Quemar o vaporizar plantas para inhalar sus compuestos volátiles.	Eucalipto (*Eucalyptus globulus*)	Descongestionar vías respiratorias.
Jarabes	Preparaciones líquidas dulces con extractos vegetales.	Regaliz (*Glycyrrhiza glabra*)	Calmar la tos.

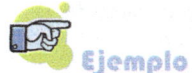

Ejemplo

En la medicina tradicional china, el ginseng (Panax ginseng) se utilizaba desde hace más de 2.000 años como tónico revitalizante, combinándose con otras plantas en fórmulas complejas. De forma similar, en Europa medieval, la salvia (Salvia officinalis) era considerada una planta "milagrosa" con aplicaciones para casi cualquier dolencia, desde problemas digestivos hasta infecciones de garganta.

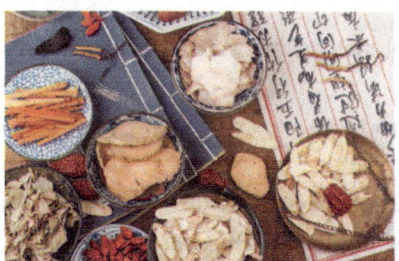

Fig. 4. Muchas de estas formas tradicionales de aprovechamiento siguen vigentes, aunque adaptadas a estándares modernos de higiene, dosificación y conservación

Sin embargo, no todos los usos antiguos están respaldados por evidencia científica, por lo que es fundamental diferenciarlos de las aplicaciones con eficacia probada.

5. Envasado

El **envasado** de las plantas medicinales es una etapa clave para preservar la calidad, eficacia y seguridad del producto desde el momento de su recolección hasta su consumo final.

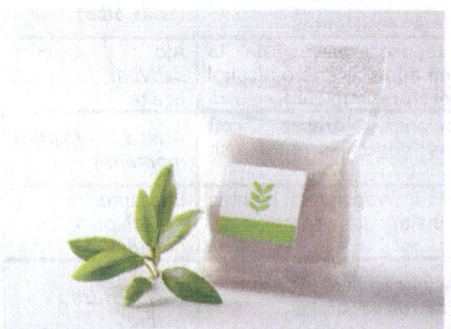

Fig. 5. Un envasado adecuado evita la pérdida de principios activos, la contaminación por humedad, luz o microorganismos y garantiza que el producto mantenga sus propiedades organolépticas y terapéuticas durante el tiempo de almacenamiento

En la práctica tradicional, el envasado solía realizarse en sacos de tela, cestos de mimbre o recipientes de barro, que favorecían la ventilación, pero no siempre protegían contra la humedad o el deterioro por luz. Actualmente, los materiales y técnicas de envasado se han perfeccionado para adaptarse a las necesidades de conservación y a las normativas sanitarias.

Antes de seleccionar el material, es importante considerar:

- **Naturaleza del producto** (hojas secas, extractos líquidos, aceites esenciales, polvos...).
- **Sensibilidad a factores externos** (luz, oxígeno, humedad, temperatura).
- **Tiempo de almacenamiento previsto**.
- **Condiciones de transporte y distribución**.

A continuación, se comparan algunos materiales de envasado y sus características más relevantes:

Material de envasado	Ventajas	Inconvenientes	Ejemplo de uso
Vidrio oscuro	Protege de la luz, no reacciona con el contenido, buena barrera contra gases	Frágil, más pesado	Aceites esenciales de lavanda o romero
Plástico alimentario (PET, HDPE)	Ligero, económico, resistente	Puede ser permeable a gases, menor protección frente a la luz si es transparente	Envases de infusiones o cápsulas
Papel o cartón	Económico, biodegradable, buena transpiración	No protege contra humedad, poca resistencia mecánica	Sobres para tisanas o té
Metal (latas de aluminio o acero)	Excelente barrera contra luz, humedad y oxígeno	Mayor coste, requiere recubrimiento interno para evitar reacciones	Infusiones premium o polvos concentrados
Bolsas con cierre hermético	Fácil apertura y cierre, buena conservación	Menor rigidez, protección variable según el material	Mezclas de hierbas secas a granel

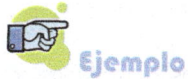

Ejemplo

La manzanilla seca suele envasarse en sobres de papel termosellados para uso individual, ya que permiten dosificar fácilmente y proteger la planta del contacto con el aire. En cambio, el aceite esencial de eucalipto se guarda en frascos de vidrio ámbar con gotero, que protegen de la luz y facilitan la aplicación precisa.

En la venta de plantas medicinales, el etiquetado es tan importante como el envase. Debe incluir la **denominación botánica**, la parte de la planta utilizada, la fecha de envasado y caducidad, y las condiciones de conservación recomendadas. Esto, además de cumplir con la legislación, transmite confianza al consumidor.

6. Almacenamiento

El **almacenamiento** de las plantas medicinales es un proceso determinante para conservar sus principios activos y evitar su degradación antes del uso o comercialización.

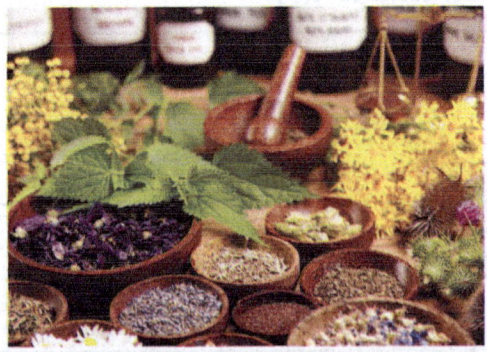

Fig. 6. Una planta mal almacenada puede perder aroma, sabor y propiedades terapéuticas, o incluso desarrollar mohos y contaminantes que la vuelvan peligrosa para la salud

En la tradición, las plantas secas se guardaban en lugares frescos, ventilados y protegidos de la luz, utilizando recipientes de barro, madera o sacos de tela. Aunque estos métodos permitían cierta conservación, no siempre garantizaban la estabilidad de los compuestos bioactivos. Hoy en día, el almacenamiento se rige por criterios técnicos que buscan maximizar la calidad y cumplir con las normativas sanitarias.

Para una conservación óptima, es fundamental controlar:

- **Temperatura**: idealmente entre 15 y 20 °C, evitando cambios bruscos.
- **Humedad relativa**: inferior al 50 % para prevenir el desarrollo de mohos.
- **Luz**: mantener en la oscuridad o en envases opacos, ya que la radiación degrada aceites esenciales y pigmentos.
- **Oxígeno**: minimizar la exposición al aire para retrasar la oxidación de compuestos.
- **Contaminación**: evitar contacto con polvo, plagas y contaminantes químicos.

La siguiente tabla resume las condiciones óptimas de almacenamiento según el tipo de planta o producto derivado:

Tipo de producto	Temperatura óptima	Protección frente a la luz	Protección frente a la humedad	Tiempo medio de conservación
Hojas y flores secas	15-20 °C	Envase opaco o vidrio ámbar	Humedad < 50 %	12-18 meses
Semillas y frutos secos	10-15 °C	Envase opaco o metálico	Humedad < 40 %	18-24 meses
Raíces y rizomas secos	15-20 °C	Envase opaco	Humedad < 50 %	12-18 meses
Aceites esenciales	5-15 °C	Vidrio ámbar o azul	Envase hermético	12-24 meses
Extractos líquidos	Según etiqueta	Envase opaco o transparente oscuro	Envase hermético	6-12 meses

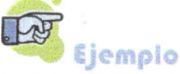

Ejemplo

Las flores de lavanda se almacenan en frascos de vidrio oscuro con cierre hermético, en un armario fresco y seco. Esto evita que su aceite esencial —rico en linalol y acetato de linalilo— se oxide o evapore prematuramente.

El almacenamiento no termina en la planta productora: en el transporte y distribución también deben mantenerse las condiciones adecuadas. Una exposición prolongada al sol en un vehículo cerrado, por ejemplo, puede arruinar la calidad de un lote completo de plantas aromáticas.

7. Inconvenientes y problemas

El uso y comercialización de **plantas medicinales** presenta una serie de inconvenientes y problemas que pueden afectar tanto a la calidad del producto como a la seguridad del consumidor. Estos riesgos se relacionan con factores como la recolección inadecuada, un procesado deficiente, malas condiciones de almacenamiento o un etiquetado incorrecto.

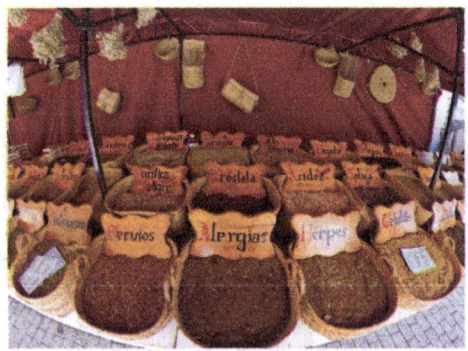

Fig. 7. En la práctica tradicional, muchos de estos problemas se pasaban por alto por desconocimiento o falta de regulación, pero hoy en día la legislación y los estándares de calidad exigen un control más estricto

Entre los principales inconvenientes se encuentran:

- **Pérdida de principios activos** debido a una recolección en el momento inadecuado o a un secado deficiente.
- **Contaminación microbiana** por mohos, bacterias o levaduras derivada de una humedad excesiva.
- **Presencia de plagas** (insectos, larvas) por almacenamiento inadecuado.
- **Contaminación química** por pesticidas, herbicidas o metales pesados.
- **Confusión botánica** al recolectar especies similares, algunas de ellas tóxicas.
- **Degradación por luz y calor** que reduce la eficacia terapéutica.
- **Exceso o deficiencia de dosificación** por falta de estandarización en la concentración de principios activos.
- **Interacciones y contraindicaciones** no indicadas en el etiquetado, que pueden provocar efectos adversos.

La siguiente tabla resume los problemas más frecuentes y las medidas preventivas recomendadas:

Problema detectado	Posibles causas	Consecuencia	Medida preventiva
Pérdida de potencia	Cosecha tardía, secado prolongado o mal almacenado	Menor eficacia terapéutica	Recolectar en el momento óptimo y conservar en condiciones controladas
Contaminación microbiana	Humedad elevada, ventilación deficiente	Riesgo sanitario	Mantener humedad < 50 % y revisar periódicamente
Presencia de plagas	Almacenamiento sin protección	Deterioro del producto	Usar envases herméticos y control de plagas
Contaminación química	Uso indebido de fitosanitarios o suelos contaminados	Toxicidad para el consumidor	Cultivo ecológico o controlado, análisis de laboratorio
Confusión de especies	Identificación botánica deficiente	Intoxicaciones	Formación en botánica y uso de guías visuales
Degradación por luz/calor	Envases inadecuados o transporte incorrecto	Pérdida de aroma y propiedades	Usar envases opacos y transporte refrigerado si es necesario
Falta de estandarización	Variación en el contenido de principios activos	Riesgo de sobredosis o ineficacia	Uso de extractos estandarizados y control de calidad

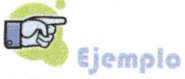

Ejemplo

En la recolección de hipérico (Hypericum perforatum), la confusión con especies similares sin principios activos puede generar un producto ineficaz. Por otro lado, si se recolecta en exceso y se expone al sol durante días antes de secarlo, la degradación de la hipericina será notable, reduciendo su capacidad antidepresiva.

Aunque la percepción popular asocia "natural" con "seguro", esto no siempre es cierto. Algunas plantas pueden resultar **tóxicas** en dosis elevadas o interactuar con medicamentos, por lo que el etiquetado claro y la formación del productor o vendedor son esenciales para minimizar riesgos.

Resumen

Las plantas medicinales son especies vegetales que, en su totalidad o en alguna de sus partes, contienen principios activos capaces de prevenir, aliviar o curar enfermedades, así como de mejorar el bienestar general. Pueden ser hojas, flores, raíces, frutos o semillas, y su uso puede ser directo o tras un proceso de transformación. Es importante diferenciar las plantas medicinales de las aromáticas (centradas en su aroma y sabor), de las tóxicas y de las alimenticias con propiedades saludables.

Los principios activos son los compuestos químicos responsables de las propiedades terapéuticas. Se originan principalmente en el metabolismo secundario de la planta y cumplen funciones defensivas o adaptativas. Entre ellos se encuentran los aceites esenciales, alcaloides, flavonoides, taninos, saponinas o glucósidos. Su concentración depende de factores como la genética, las condiciones ambientales o el momento de desarrollo de la planta.

No todas las partes de una planta concentran los principios activos en igual medida, por lo que se aprovechan los órganos útiles que los contienen en mayor cantidad. Estos pueden ser hojas, flores, frutos, semillas, raíces, rizomas, bulbos o cortezas, y cada uno requiere un momento y un método de recolección específico para mantener su eficacia.

El aprovechamiento tradicional de las plantas medicinales se ha basado en técnicas como infusiones, decocciones, maceraciones, ungüentos, fumigaciones, inhalaciones o jarabes. Estas prácticas, transmitidas de generación en generación, han servido de base para la fitoterapia moderna, aunque no todas cuentan con respaldo científico actual.

El envasado es clave para preservar la calidad y evitar la degradación del producto. Según el tipo de planta o derivado, se utilizan materiales como vidrio oscuro, plásticos alimentarios, papel, metal o bolsas herméticas, siempre procurando proteger de la luz, la humedad y el oxígeno. Un etiquetado claro, con nombre botánico, parte utilizada, fecha y condiciones de conservación, es fundamental.

El almacenamiento debe realizarse en condiciones controladas: temperaturas estables (15-20 °C), humedad relativa baja (menos del 50 %), ausencia de luz directa y protección contra contaminantes y plagas. Cada tipo de producto —plantas secas, semillas, aceites o extractos— tiene sus propios requisitos de conservación y vida útil. Existen diversos inconvenientes y problemas asociados al uso y comercialización de plantas medicinales, como la pérdida de principios activos, la contaminación microbiana o química, la presencia de plagas, la confusión de especies, la degradación por luz o calor y la falta de estandarización en la dosificación. La formación en botánica, el control de calidad y el cumplimiento de las normativas son esenciales para garantizar la seguridad y la eficacia del producto final.

En conjunto, el conocimiento de la definición, formación de principios activos, órganos útiles, técnicas tradicionales, envasado, almacenamiento y problemas potenciales permite abordar el trabajo con plantas medicinales desde un enfoque técnico, seguro y eficaz, adaptado tanto a la producción como a la distribución y uso responsable.

Glosario

Aceites esenciales

Mezcla de compuestos volátiles producidos por las plantas, responsables de su aroma y con propiedades terapéuticas.

Alcaloides

Compuestos orgánicos nitrogenados presentes en algunas plantas, con fuertes efectos fisiológicos, como la morfina o la cafeína.

Bulbo

Órgano subterráneo de reserva formado por capas carnosas, como en el ajo o la cebolla.

Decocción

Método de extracción de principios activos que consiste en hervir las partes duras de la planta (raíces, cortezas, semillas).

Envasado

Proceso de colocación de las plantas o sus derivados en recipientes adecuados para su conservación y transporte.

Fitoterapia

Uso terapéutico de las plantas medicinales para prevenir, aliviar o curar enfermedades.

Flavonoides

Compuestos vegetales con propiedades antioxidantes y antiinflamatorias, presentes en frutas, verduras y algunas hierbas.

Glucósidos

Compuestos químicos que liberan sustancias activas al hidrolizarse, algunos con acción terapéutica específica.

Infusión

Preparación obtenida al verter agua caliente sobre partes blandas de la planta (hojas, flores) para extraer sus compuestos solubles.

Maceración

Técnica que consiste en dejar la planta en reposo en un líquido (agua, alcohol, aceite) para extraer sus principios activos sin aplicar calor.

Metabolismo secundario

Conjunto de procesos bioquímicos en las plantas que generan compuestos no esenciales para su vida, pero con funciones defensivas o adaptativas, entre ellos los principios activos.

Órganos útiles

Partes de la planta (hojas, flores, raíces, semillas, cortezas, etc.) que concentran los principios activos aprovechables para uso medicinal.

Principios activos

Sustancias químicas presentes en las plantas responsables de sus efectos terapéuticos.

Rizoma

Tallo subterráneo que actúa como órgano de reserva y permite la reproducción vegetativa, como en el jengibre o la cúrcuma.

Taninos

Compuestos con propiedades astringentes y antioxidantes, presentes en cortezas, hojas y frutos de diversas especies.

Ejercicios de autoevaluación

1. ¿Qué es una planta medicinal?

    a. Una planta con cualquier uso culinario.

    b. Una planta utilizada solo en la industria cosmética.

    c. Una planta con principios activos que producen efectos beneficiosos para la salud.

    d. Una planta con principios activos que previenen, alivian o curan enfermedades.

2. ¿En qué tipo de metabolismo se forman la mayoría de los principios activos?

    a. Metabolismo primario.

    b. Metabolismo secundario.

    c. Metabolismo respiratorio.

    d. Metabolismo fotosintético.

3. ¿Cuál de los siguientes factores influye en la formación de principios activos?

    a. Estado de desarrollo de la planta.

    b. Condiciones ambientales.

    c. Genética de la planta.

    d. Todas las anteriores.

4. ¿Qué grupo de principios activos contiene compuestos como la morfina o la cafeína?

    a. Flavonoides.

    b. Alcaloides.

    c. Taninos.

    d. Saponinas.

5. ¿Qué órgano útil de la planta se utiliza principalmente para preparar infusiones relajantes como la manzanilla?

   a. Raíz.

   b. Corteza.

   c. Flores.

   d. Semillas.

6. ¿Cuál es la función principal de las hojas en la planta?

   a. Realizar la fotosíntesis y el intercambio gaseoso.

   b. Proteger la planta frente a depredadores.

   c. Servir de reserva de nutrientes.

   d. Transportar agua y sales minerales.

7. ¿Qué método tradicional consiste en hervir partes duras de la planta para extraer sus compuestos?

   a. Infusión.

   b. Decocción.

   c. Maceración.

   d. Fumigación.

8. ¿Qué material de envasado protege mejor los aceites esenciales de la luz?

   a. Plástico transparente.

   b. Papel kraft.

   c. Vidrio oscuro.

   d. Bolsa de tela.

9. **¿Cuál es la temperatura óptima para almacenar hojas y flores secas?**

a. 0-5 °C.

b. 15-20 °C.

c. 25-30 °C.

d. Más de 30 °C.

10.¿Qué nivel de humedad relativa debe mantenerse para conservar plantas secas y evitar mohos?

a. 70 %.

b. Menos del 50 %.

c. Entre 60 % y 80 %.

d. Más del 80 %.

U. A. 3. El cultivo y sus técnicas

Introducción

El cultivo de plantas aromáticas y medicinales constituye una actividad agrícola especializada que combina conocimientos botánicos, técnicos y medioambientales para obtener productos de alta calidad, destinados a la industria farmacéutica, cosmética, alimentaria o artesanal.

A diferencia de otros cultivos agrícolas, las plantas aromáticas y medicinales requieren un manejo preciso, adaptado a las características de cada especie y a las condiciones edafoclimáticas del lugar. Factores como la elección del terreno, la preparación del suelo, la fertilización o el control de plagas influyen directamente en la cantidad y calidad de los principios activos que la planta produce.

En esta unidad se abordan las principales técnicas de multiplicación vegetal, tanto por semillas como por métodos vegetativos (esquejes, división de matas, acodos, etc.), así como el diseño y manejo de viveros especializados. Se estudiarán las labores de implantación y mantenimiento, que incluyen riegos, control de malas hierbas, protección contra agentes nocivos y manejo de las condiciones óptimas de crecimiento.

Además, se analizarán las labores culturales necesarias para garantizar un desarrollo saludable de las plantas, así como las estrategias de prevención y control de plagas y enfermedades que puedan comprometer la producción. La comprensión de estas técnicas es fundamental para lograr una producción sostenible, rentable y de calidad, respetando la biodiversidad y los recursos naturales.

Objetivos

- Identificar los métodos de multiplicación más adecuados para diferentes especies de plantas aromáticas y medicinales.
- Seleccionar el emplazamiento y el terreno más apropiado para el cultivo, considerando factores edafoclimáticos y productivos.
- Aplicar técnicas correctas de preparación del suelo y fertilización adaptadas a las necesidades de cada especie.
- Diferenciar los procedimientos de multiplicación por semillas y vegetativa, evaluando sus ventajas e inconvenientes.
- Planificar las labores de implantación y mantenimiento de un cultivo, optimizando recursos y maximizando la calidad de la producción.
- Reconocer las principales plagas y enfermedades que afectan a las plantas aromáticas y medicinales, aplicando medidas preventivas y correctivas.
- Integrar prácticas de cultivo sostenibles que favorezcan la conservación del medio ambiente y la salud de las plantas.

1. La multiplicación del material vegetal

La multiplicación del material vegetal es el conjunto de técnicas utilizadas para obtener nuevas plantas a partir de una planta madre, conservando o no sus características genéticas.

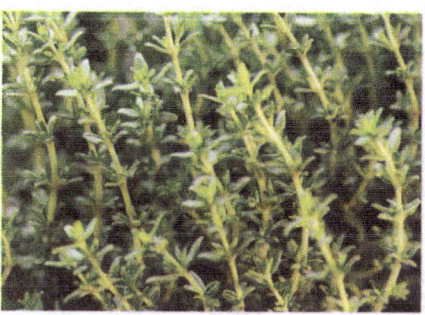

Fig. 1. En el caso de las plantas aromáticas y medicinales, la elección del método de multiplicación influye directamente en la calidad, la uniformidad y la cantidad de principios activos que la planta desarrollará durante su ciclo vital

En términos generales, existen dos grandes métodos de multiplicación: sexual (por semillas) y asexual o vegetativa (por esquejes, división de matas, acodos, etc.). Cada uno presenta ventajas e inconvenientes, y su elección depende de factores como la especie, el objetivo de la producción y los recursos disponibles.

A. Multiplicación sexual (por semillas)

Este método consiste en obtener nuevas plantas a partir de semillas fecundadas. Permite la variabilidad genética, lo que puede dar lugar a plantas con adaptaciones mejoradas, aunque también con características menos uniformes. Se utiliza especialmente cuando se quiere introducir nuevas variedades o cuando la especie no se propaga con facilidad por medios vegetativos.

Entre los pasos clave de este proceso, se encuentran:

1. **Selección de semillas** de calidad, libres de plagas y con alto poder germinativo.
2. **Tratamientos pregerminativos**, como escarificación o remojo, para mejorar la tasa de germinación.
3. **Siembra** en bandejas, semilleros o directamente en campo, según la especie.
4. **Control de humedad y temperatura** durante la germinación.

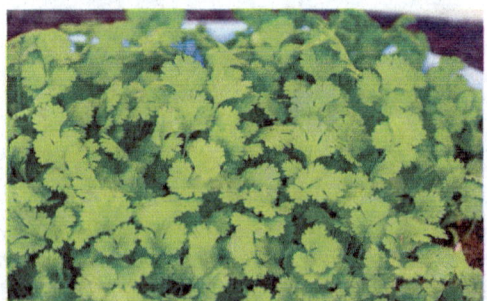

Fig. 2. El cilantro y el anís verde se multiplican habitualmente por semillas, ya que su ciclo es anual y germinan con facilidad en condiciones adecuadas

B. Multiplicación asexual o vegetativa

En este método, las nuevas plantas se obtienen a partir de fragmentos de la planta madre (tallos, raíces, hojas), lo que garantiza que las características genéticas se mantengan idénticas. Este sistema es fundamental para especies que pierden vigor germinativo rápidamente o cuya reproducción por semilla es complicada.

Las principales técnicas incluyen:

- **Esquejado**: cortar fragmentos de tallo o raíz y enraizarlos en sustrato controlado. Es común en romero, lavanda y salvia.
- **División de matas**: separar y replantar porciones de plantas perennes como la menta o la melisa.

- **Acodo**: inducir el enraizamiento de una rama aún unida a la planta madre antes de separarla. Útil en algunas variedades de tomillo u orégano.

A modo de síntesis comparativa, se puede observar que ambos métodos presentan características diferenciadas que influyen en la decisión de uso:

Método de multiplicación	Ventajas	Inconvenientes	Ejemplos de plantas
Sexual (semillas)	Variabilidad genética; fácil transporte; bajo coste inicial	Menor uniformidad; riesgo de baja germinación; ciclo más largo	Cilantro, anís verde, hinojo
Asexual (vegetativa)	Uniformidad genética; rapidez de producción; preserva características deseadas	Mayor coste inicial; riesgo de transmisión de enfermedades	Romero, lavanda, menta

Un aspecto fundamental en la multiplicación del material vegetal de plantas aromáticas y medicinales es el **momento del año** en que se realiza. Por ejemplo, el esquejado de lavanda suele hacerse a finales de verano, mientras que la siembra de anís verde se realiza preferentemente en primavera, para aprovechar la temperatura y la humedad adecuadas.

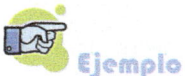
Ejemplo

En un vivero especializado en plantas aromáticas, el productor desea obtener 200 nuevas plantas de lavanda para un pedido de aceites esenciales. En lugar de sembrar, decide utilizar esquejes de tallos semileñosos de las plantas madre, ya que así asegura que todas las plantas tengan el mismo aroma, color y tiempo de floración, optimizando la producción y reduciendo el tiempo de espera para la cosecha.

2. Viveros

En el cultivo de plantas aromáticas y medicinales, los viveros desempeñan un papel fundamental como espacios controlados destinados a la producción, mantenimiento y preparación de plantas jóvenes hasta que alcanzan el tamaño y vigor necesarios para su trasplante definitivo al campo o a macetas comerciales.

Su función principal es proporcionar condiciones óptimas de temperatura, humedad, luz y protección frente a plagas y enfermedades, lo que asegura un desarrollo saludable y uniforme de las plantas.

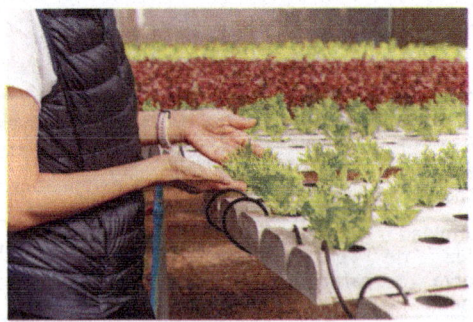

Fig. 3. El control inicial es determinante para obtener cultivos de alta calidad y minimizar las pérdidas en la fase de implantación

Los viveros pueden clasificarse de diversas formas, pero en la producción de plantas aromáticas y medicinales suelen distinguirse en función de su finalidad principal:

1. **Viveros de producción**: destinados a la germinación o enraizamiento masivo de plantas para venta o trasplante.
2. **Viveros de conservación**: dedicados a mantener plantas madre para la obtención continua de esquejes o material vegetal.
3. **Viveros de experimentación**: utilizados para probar nuevas variedades o técnicas de cultivo.

Por ejemplo, un productor de **menta piperita** puede mantener un vivero de conservación con plantas madre para obtener esquejes cada temporada y, a la vez, disponer de un vivero de producción para enraizar esos esquejes antes del trasplante. Para que un vivero funcione correctamente, debe contar con una serie de elementos básicos que permitan crear un entorno controlado.

Estos elementos incluyen:

- **Infraestructura**: invernaderos, túneles de cultivo o estructuras con malla de sombreo, según las necesidades de luz y temperatura de cada especie.

- **Sustrato de calidad**: mezclas equilibradas de turba, fibra de coco, perlita u otros componentes que favorezcan el enraizamiento y el drenaje.
- **Sistemas de riego**: preferentemente por microaspersión o nebulización para mantener una humedad constante sin encharcar.
- **Protección fitosanitaria**: mallas antiinsectos, trampas cromáticas o tratamientos preventivos autorizados para evitar plagas y enfermedades.

Para visualizar de forma comparativa las diferencias entre los viveros más habituales, se puede observar la siguiente tabla:

Tipo de vivero	Características principales	Ejemplos de uso en aromáticas y medicinales
A cielo abierto	Bajo coste; exposición directa al clima; menor control ambiental	Producción de lavanda y romero en climas suaves
Bajo túnel o invernadero	Control parcial de temperatura y humedad; protección frente a lluvias intensas	Enraizado de esquejes de salvia o tomillo
Climatizado	Control total de temperatura, luz y humedad; inversión elevada	Germinación de semillas de albahaca o melisa fuera de temporada

El correcto manejo de un vivero implica realizar tareas diarias que garanticen la sanidad y el vigor de las plantas jóvenes.

Entre ellas destacan:

- Controlar la humedad del sustrato, evitando tanto el exceso como la sequía.
- Revisar periódicamente la presencia de plagas como pulgones o ácaros.
- Mantener una ventilación adecuada para prevenir hongos.
- Rotar las bandejas o mesas de cultivo para asegurar una distribución homogénea de luz.

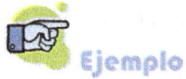

Ejemplo

Un viverista que produce romero para aceites esenciales decide germinar semillas en bandejas dentro de un invernadero climatizado durante el invierno. Gracias al control de temperatura (20-22 °C) y humedad constante, logra un índice de germinación superior al 90 %, lo que le permite iniciar la campaña de plantación un mes antes que los productores que siembran directamente en campo.

3. Elección del terreno de emplazamiento

La correcta elección del terreno es uno de los factores más determinantes para el éxito del cultivo de plantas aromáticas y medicinales, ya que influye directamente en su desarrollo, en la concentración de principios activos y en la resistencia frente a plagas y enfermedades.

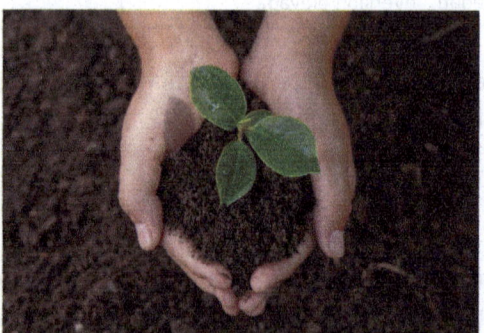

Fig. 4. El proceso implica analizar tanto las características físicas y químicas del suelo como las condiciones climáticas y medioambientales del entorno

Un terreno inadecuado puede suponer costes adicionales de corrección y una menor calidad del producto final, por lo que la planificación previa resulta imprescindible.

La selección debe basarse en un estudio técnico que contemple varios aspectos importantes:

1. **Condiciones climáticas**: temperatura media anual, régimen de lluvias, incidencia de heladas y horas de luz solar.
2. **Tipo de suelo**: textura (arenosa, arcillosa, limosa), estructura y profundidad útil para el desarrollo radicular.
3. **Drenaje**: capacidad de evacuar el exceso de agua, evitando encharcamientos que puedan provocar asfixia radicular o pudriciones.
4. **pH**: la mayoría de las plantas aromáticas prefieren suelos ligeramente alcalinos (pH entre 6,5 y 7,5), aunque algunas especies, como el arándano, requieren suelos ácidos.
5. **Contenido en materia orgánica**: fundamental para asegurar la fertilidad y la actividad biológica del suelo.
6. **Accesibilidad y logística**: cercanía a fuentes de agua, caminos de transporte y áreas de procesado o envasado.

Para comprender mejor la relación entre la especie y el tipo de terreno más favorable, se puede observar la siguiente comparación:

Especie	Requerimiento de suelo	Observaciones
Lavanda (Lavandula angustifolia)	Suelo ligero, bien drenado, pH neutro-alcalino	Tolera suelos pobres, pero no soporta encharcamientos
Menta (Mentha spicata)	Suelo fértil, fresco, con buen aporte de materia orgánica	Necesita humedad constante y semisombra en climas cálidos
Romero (Rosmarinus officinalis)	Suelo pedregoso o arenoso, bien drenado	Prefiere exposición a pleno sol
Anís verde (Pimpinella anisum)	Suelo franco-arenoso, rico en calcio	Sensible a suelos compactos que dificulten el enraizamiento

Antes de decidir el emplazamiento definitivo, es aconsejable realizar:

- **Análisis fisicoquímico del suelo** para conocer pH, textura, contenido de nutrientes y materia orgánica.
- **Ensayos de cultivo piloto** con un número reducido de plantas para evaluar su adaptación.

- **Estudio de la exposición solar** mediante observación directa o herramientas digitales de geolocalización.

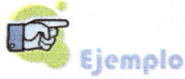
Ejemplo

Un productor que desea iniciar un cultivo de orégano dispone de dos parcelas: una con suelo arcilloso y otra con suelo franco-arenoso. Tras realizar análisis, detecta que la parcela arcillosa retiene demasiada humedad, lo que podría favorecer la aparición de hongos. Por este motivo, elige la parcela franco-arenosa, que permite un drenaje más eficiente y reduce el riesgo de enfermedades radiculares.

4. Preparación del suelo

La preparación del suelo es un paso esencial para garantizar que las **plantas aromáticas y medicinales** se desarrollen en condiciones óptimas desde el momento de la implantación.

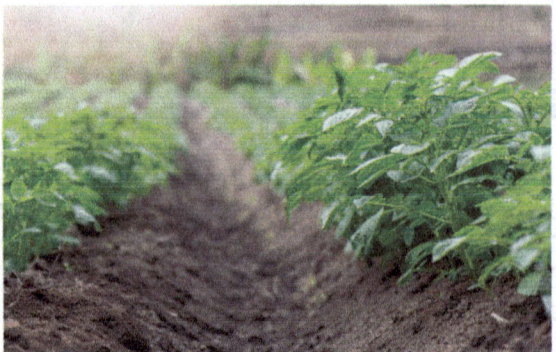

Fig. 5. Un suelo correctamente preparado favorece la aireación, la retención de agua en su justa medida y la disponibilidad de nutrientes, evitando problemas posteriores como compactación, encharcamiento o competencia con malas hierbas

Este proceso implica una serie de labores mecánicas y, en algunos casos, enmiendas químicas u orgánicas que deben adaptarse al tipo de cultivo y a las características del terreno.

Antes de proceder a la siembra o plantación, es recomendable realizar una secuencia de operaciones que optimicen la estructura y fertilidad del suelo:

1. **Limpieza del terreno** para eliminar restos de cultivos anteriores, piedras o residuos que puedan obstaculizar el trabajo.
2. **Control de malas hierbas** mediante laboreo, acolchado o tratamientos herbicidas autorizados en aromáticas y medicinales.
3. **Laboreo profundo** (arado o subsolado) para mejorar la aireación y facilitar el desarrollo radicular.
4. **Desmenuzado y nivelado** con grada o cultivador, evitando terrones grandes que dificulten la germinación o el enraizamiento.
5. **Incorporación de enmiendas** para corregir pH, mejorar la fertilidad o aumentar la materia orgánica.

En la preparación de suelos para plantas aromáticas y medicinales se emplean enmiendas que cumplen distintas funciones. En la siguiente tabla se recogen las más comunes:

Tipo de enmienda	Función principal	Ejemplos de uso
Orgánicas	Mejorar estructura, retener humedad, aportar nutrientes	Compost, estiércol bien descompuesto, humus de lombriz
Minerales	Aportar nutrientes específicos	Fosfato natural, sulfato potásico
Correctoras de pH	Ajustar acidez o alcalinidad	Cal agrícola para suelos ácidos; azufre elemental para suelos alcalinos

Por ejemplo, para un cultivo de **lavanda** en suelo ligeramente ácido (pH 6,0), podría incorporarse cal agrícola para llevar el pH a 7,0, favoreciendo así el desarrollo de la planta y la producción de aceites esenciales.

La preparación del suelo también debe adaptarse al método de multiplicación:

* **Siembra directa**: requiere un terreno muy bien nivelado y con una capa superficial suelta para favorecer la germinación uniforme.
* **Trasplante desde vivero**: el terreno debe estar mullido y libre de piedras para facilitar el enraizamiento rápido.

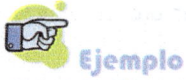

Ejemplo

En una parcela destinada a menta, el agricultor detecta que el terreno presenta compactación por el paso repetido de maquinaria. Antes de plantar, realiza un subsolado a 40 cm de profundidad para romper las capas endurecidas, incorpora 20 toneladas por hectárea de compost para mejorar la estructura y aplica un riego de asentamiento que permite trabajar posteriormente con un terreno suelto y fértil.

5. Fertilización

La fertilización consiste en aportar nutrientes al suelo o directamente a las plantas para garantizar un desarrollo saludable y una producción de calidad. En el caso de las plantas aromáticas y medicinales, este aspecto adquiere una importancia especial, ya que la disponibilidad de ciertos elementos nutricionales influye directamente en la concentración de principios activos y, por tanto, en el valor comercial y terapéutico de la cosecha.

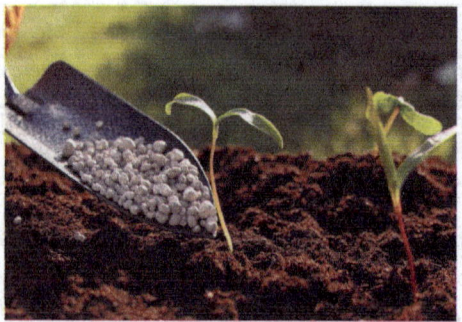

Fig. 6. El objetivo no es solo maximizar el crecimiento, sino también equilibrar el aporte nutricional para no alterar el aroma, sabor o propiedades medicinales de cada especie

Las plantas necesitan una combinación de macronutrientes y micronutrientes para crecer de forma equilibrada. A modo de referencia, se pueden agrupar de la siguiente forma:

- **Macronutrientes primarios**: nitrógeno (N), fósforo (P), potasio (K).
- **Macronutrientes secundarios**: calcio (Ca), magnesio (Mg), azufre (S).

- **Micronutrientes**: hierro (Fe), manganeso (Mn), zinc (Zn), cobre (Cu), boro (B), molibdeno (Mo).

Por ejemplo, el nitrógeno favorece el crecimiento vegetativo, pero un exceso en plantas como el romero o el tomillo puede reducir la concentración de aceites esenciales.

En la fertilización de aromáticas y medicinales se pueden emplear tanto fuentes orgánicas como minerales. En la siguiente tabla se muestra una comparativa de las más habituales:

Tipo de fertilizante	Características	Ejemplos
Orgánicos	Liberación lenta, mejoran la estructura del suelo y la microbiota	Compost, estiércol bien descompuesto, humus de lombriz
Minerales	Liberación rápida, fácil control de dosis	Nitrato potásico, superfosfato, sulfato magnésico
Biofertilizantes	Contienen microorganismos beneficiosos que mejoran la absorción de nutrientes	Micorrizas, bacterias fijadoras de nitrógeno

El momento de la fertilización depende del ciclo de la planta y del método de cultivo. Generalmente se aplican dos fases clave:

1. **Antes de la siembra o trasplante**, para asegurar una base nutritiva adecuada.
2. **Durante el crecimiento activo**, con aportes de mantenimiento adaptados a las necesidades de la especie.

La aplicación puede realizarse al suelo (fertilización de fondo o de cobertura) o foliarmente, esta última útil para corregir deficiencias rápidas de micronutrientes.

Se pueden considerar algunos casos comunes:

- **Lavanda**: fertilización moderada, evitando excesos de nitrógeno para no disminuir la calidad del aceite esencial.
- **Menta**: demanda alta de nitrógeno y potasio para un desarrollo vigoroso y una hoja de calidad.

- **Anís verde**: necesita fósforo y potasio para favorecer la floración y la producción de frutos aromáticos.

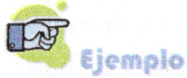

En un cultivo de melisa destinado a infusiones, el productor realiza una fertilización de fondo con compost (15 t/ha) antes del trasplante y aplica dos abonados de cobertura con nitrato potásico durante el crecimiento. Gracias a este manejo, logra hojas más aromáticas y una cosecha un 20 % superior en peso seco respecto al año anterior.

6. Esquejado

El **esquejado** es una técnica de multiplicación vegetativa que consiste en obtener nuevas plantas a partir de fragmentos de la planta madre, generalmente tallos, hojas o raíces, que se colocan en condiciones adecuadas para que desarrollen un sistema radicular propio.

En el cultivo de plantas aromáticas y medicinales, el esquejado es una práctica muy utilizada porque permite conservar intactas las características genéticas de la planta madre, asegurando que el aroma, el contenido de principios activos y el porte sean idénticos en todas las plantas obtenidas.

En comparación con la multiplicación por semillas, el esquejado ofrece beneficios importantes para muchas especies:

1. **Uniformidad de producción**: todas las plantas tendrán las mismas características productivas.
2. **Rapidez**: el tiempo hasta alcanzar la madurez productiva es menor que en plantas obtenidas de semilla.
3. **Mayor control**: se selecciona material vegetal sano y vigoroso.

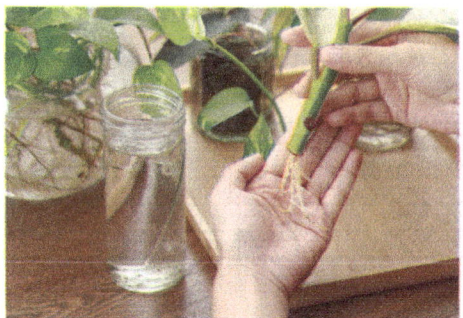

Fig. 7. Como contrapartida, el esquejado requiere más cuidado en el manejo inicial y puede implicar un mayor riesgo de transmisión de enfermedades si el material madre no es saludable

Existen diferentes modalidades de esquejes, que se eligen en función de la especie y la época del año.

A continuación, se describen las más comunes:

- **Esquejes de tallo herbáceo**: se toman de brotes tiernos y verdes. Ideales para plantas como la **menta** o la **melisa**, que enraízan con facilidad.
- **Esquejes de tallo semileñoso**: proceden de tallos parcialmente maduros, con una base más firme. Son típicos en especies como **lavanda** o **salvia**.
- **Esquejes de tallo leñoso**: se obtienen de tallos maduros en reposo vegetativo, comunes en romero o lavanda vieja.
- **Esquejes de raíz**: menos frecuentes, utilizados en plantas que desarrollan raíces carnosas o rizomas aprovechables.

Para que un esqueje desarrolle raíces de forma óptima, es necesario controlar varias condiciones:

- Selección de material vegetal sano y libre de plagas.
- Corte limpio y en bisel, justo por debajo de un nudo, para aumentar la superficie de enraizamiento.
- Eliminación de hojas inferiores para reducir la transpiración.
- Uso de hormonas de enraizamiento en especies de difícil propagación.
- Sustrato ligero y aireado, como mezcla de turba y perlita.
- Ambiente con alta humedad relativa y temperatura moderada (18-24 °C).

En la siguiente tabla se resume la relación entre tipo de esqueje, época recomendada y algunas especies representativas:

Tipo de esqueje	Época recomendada	Ejemplos de plantas aromáticas y medicinales
Herbáceo	Primavera-verano	Menta, melisa, albahaca
Semileñoso	Final de verano	Lavanda, salvia, orégano
Leñoso	Final de otoño-invierno	Romero, lavanda adulta
De raíz	Final de invierno	Valeriana, rábano picante

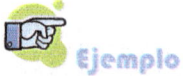

Ejemplo

En un vivero especializado en lavanda, el productor selecciona tallos semileñosos de unos 10 cm a finales de verano, les aplica hormona enraizante y los coloca en bandejas con turba y perlita al 50 %, manteniendo una humedad del 85 % y temperatura de 22 °C. A las 4 semanas, más del 90 % de los esquejes han enraizado y están listos para su trasplante a maceta.

7. La multiplicación por semillas

La multiplicación por semillas, o multiplicación sexual, es el método más natural y económico para obtener nuevas plantas de especies aromáticas y medicinales. Consiste en germinar semillas viables procedentes de la fecundación de flores, lo que origina plantas con un patrón genético único y, por tanto, variabilidad en sus características.

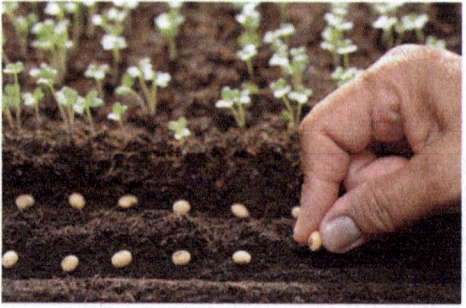

Fig. 8. La multiplicación por semillas sistema se utiliza principalmente en especies que germinan con facilidad, que tienen ciclos anuales o bienales, o cuando se busca introducir variabilidad genética para selección y mejora

Como en cualquier técnica, existen beneficios y limitaciones que conviene conocer antes de decidir su uso.

A modo de resumen, se pueden considerar las siguientes:

- **Ventajas**:
    1. Bajo coste y fácil acceso a material de siembra.
    2. Posibilidad de obtener gran número de plantas en poco espacio.
    3. Favorece la adaptación a distintas condiciones ambientales a través de la variabilidad genética.
- **Desventajas**:
    1. Menor uniformidad en el cultivo, lo que puede afectar a la calidad final.
    2. Tiempo mayor hasta la producción comercial en comparación con métodos vegetativos.
    3. Riesgo de baja germinación si las semillas no son frescas o no se han almacenado adecuadamente.

El éxito de la multiplicación por semillas depende en gran medida de que se cumplan unas condiciones óptimas:

- **Calidad y viabilidad** de la semilla: se recomienda utilizar lotes certificados o de procedencia fiable.
- **Profundidad de siembra**: por lo general, las semillas se entierran a una profundidad igual a 2-3 veces su diámetro.
- **Temperatura**: cada especie tiene un rango óptimo de germinación (por ejemplo, la albahaca germina mejor entre 20 y 25 °C).
- **Humedad constante**: el sustrato debe mantenerse húmedo, pero no encharcado.
- **Luz**: algunas semillas son fotoblásticas y requieren luz para germinar (como las de manzanilla).

Para ilustrar la relación entre especie y condiciones óptimas, se puede observar la siguiente tabla:

Especie	Temperatura óptima de germinación	Días hasta emergencia	Observaciones
Albahaca (Ocimum basilicum)	20-25 ºC	5-10 días	Semillas pequeñas, cubrir ligeramente
Anís verde (Pimpinella anisum)	15-20 ºC	10-15 días	No tolera trasplante, preferible siembra directa
Cilantro (Coriandrum sativum)	15-20 ºC	7-14 días	Sembrar en primavera u otoño, según clima
Manzanilla (Matricaria chamomilla)	18-22 ºC	7-14 días	No cubrir, necesita luz para germinar

La elección de la técnica de siembra depende del tamaño de la semilla, el tipo de cultivo y la infraestructura disponible:

- **Siembra directa en campo**: ideal para especies que no toleran el trasplante, como el anís o el cilantro.
- **Siembra en bandejas o semilleros**: permite controlar mejor las condiciones y trasplantar cuando la planta está establecida.
- **Siembra escalonada**: se realizan varias siembras en intervalos para asegurar una producción continua.

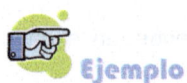

Ejemplo

Un productor de cilantro decide sembrar directamente en campo a principios de primavera, colocando las semillas a 1 cm de profundidad y manteniendo una humedad constante hasta la emergencia. Gracias a la siembra directa y a las condiciones climáticas favorables, obtiene un 95 % de germinación y una cosecha homogénea a las seis semanas.

8. Labores de mantenimiento

Las labores de mantenimiento engloban todas aquellas operaciones que se realizan desde el momento en que las **plantas aromáticas y medicinales** están establecidas en el terreno hasta su recolección.

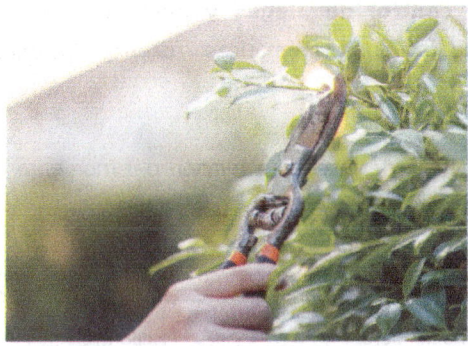

Fig. 9. El objetivo es asegurar un crecimiento saludable, uniforme y productivo, optimizando la cantidad y calidad de los principios activos y reduciendo riesgos por plagas, enfermedades o estrés ambiental

Estas labores deben adaptarse a las necesidades de cada especie, a las condiciones climáticas y al sistema de cultivo empleado (siembra directa, trasplante desde vivero, cultivo en macetas, etc.).

A lo largo del ciclo del cultivo, se realizan varias tareas fundamentales:

- **Riego**: ajustar la frecuencia y cantidad al tipo de planta y a la fase de desarrollo. Muchas especies aromáticas, como el romero o la lavanda, requieren riegos moderados, mientras que la menta o la melisa demandan más humedad.
- **Control de malas hierbas**: evitar la competencia por luz, agua y nutrientes mediante escardas manuales, laboreo superficial, acolchado orgánico o mallas antihierbas.
- **Aireación y mullido del suelo**: realizar pases ligeros con cultivador o azada para mejorar la oxigenación de las raíces y prevenir la compactación.

- **Fertilización de mantenimiento**: aportar nutrientes de forma fraccionada para sostener la producción sin exceso de nitrógeno, que podría disminuir la calidad aromática.
- **Tutoreo y poda**: en especies altas o delicadas (como algunas variedades de albahaca), colocar tutores para evitar el encamado; en plantas perennes, podar para favorecer el rebrote y evitar madera vieja improductiva.
- **Prevención y control de plagas y enfermedades**: mediante monitoreo visual, uso de trampas cromáticas, control biológico y aplicación de fitosanitarios autorizados.

Para visualizar la secuencia de tareas en función del momento del cultivo, se puede observar el siguiente esquema:

Etapa del cultivo	Labor prioritaria	Ejemplos prácticos
Post-trasplante / emergencia	Riego frecuente y control de malas hierbas	Escardas manuales en siembras de cilantro
Crecimiento activo	Fertilización de cobertura y mullido del suelo	Aporte de potasio en menta para mejorar vigor
Pre-floración	Control de plagas y poda formativa	Retiro de tallos débiles en lavanda
Floración / producción	Riego moderado y vigilancia fitosanitaria	Reducción de humedad en lavanda para concentrar aceites
Post-cosecha	Limpieza y desinfección de la parcela	Eliminación de restos de melisa para evitar plagas

Para mantener un cultivo sano y productivo, conviene seguir algunas recomendaciones generales:

- Realizar **riegos ajustados a la demanda real** de la planta y a la climatología, evitando encharcamientos.
- Favorecer la **biodiversidad funcional** en la parcela para aumentar la presencia de enemigos naturales de plagas.
- Utilizar *mulching* orgánico (paja, restos de poda triturados) para conservar la humedad y reducir malas hierbas.
- Monitorear semanalmente la sanidad del cultivo para detectar problemas de forma temprana.

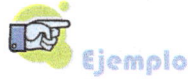
Ejemplo

En un cultivo de lavanda de dos hectáreas, el productor combina el acolchado orgánico con riego por goteo. Esta práctica reduce en un 60 % la aparición de malas hierbas y mantiene una humedad constante en la zona radicular. Además, durante la prefloración realiza una poda ligera para eliminar tallos malformados, mejorando la ventilación y reduciendo la incidencia de oídio.

9. Técnicas de implantación

La **implantación** de un cultivo de **plantas aromáticas y medicinales** es el conjunto de acciones necesarias para establecer las plantas en su lugar definitivo, garantizando que enraícen bien y que su desarrollo posterior sea óptimo.

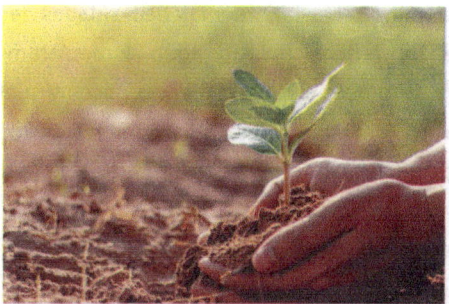

Fig. 10. La fase de implantación es decisiva, ya que un error en la implantación puede comprometer la producción durante toda la vida útil del cultivo

Las técnicas de implantación varían en función del método de multiplicación (semilla o vegetativa), del sistema de cultivo (campo abierto, invernadero, maceta) y de las características de cada especie.

Existen dos modalidades principales, y la elección dependerá del tipo de planta y de la infraestructura disponible:

1. **Siembra directa**: las semillas se depositan directamente en el terreno definitivo. Es habitual en especies de ciclo corto o que no toleran bien el trasplante, como el **anís verde**, el **cilantro** o la **manzanilla**.
2. **Trasplante**: se colocan en el terreno definitivo plántulas obtenidas en semilleros o viveros. Se emplea para especies perennes o de mayor valor unitario, como la **lavanda**, el **romero** o la **salvia**.

La implantación, ya sea por siembra directa o trasplante, debe contemplar ciertos aspectos técnicos para maximizar el porcentaje de prendimiento:

- **Momento del año**: elegir épocas con temperaturas moderadas y ausencia de heladas o calor extremo.
- **Preparación previa del suelo**: asegurar que el terreno esté limpio, mullido y bien nivelado.
- **Profundidad y marco de plantación**: adecuar la distancia entre plantas y la profundidad de siembra o trasplante a las necesidades de la especie.
- **Riego de asentamiento**: aplicar agua inmediatamente después de la implantación para favorecer el contacto entre raíces y suelo.
- **Protección inicial**: uso de mallas, microtúneles o acolchados para reducir estrés hídrico y proteger frente a plagas.

Para comprender la diferencia entre modalidades y su aplicación, se puede observar la siguiente comparación:

Modalidad	Ventajas	Inconvenientes	Ejemplos
Siembra directa	Menor coste inicial, rápido en grandes superficies	Mayor riesgo de pérdida por malas hierbas y climatología	Cilantro, anís, hinojo
Trasplante	Mayor control del material vegetal, mejor inicio del cultivo	Coste más alto, requiere vivero previo	Lavanda, salvia, romero

En plantas con alto valor comercial y ciclo perenne, como la lavanda o el romero, el trasplante garantiza un inicio homogéneo y reduce la competencia de malas hierbas. En cambio, en cultivos de ciclo corto, como el cilantro, la siembra directa permite escalonar producciones con menor inversión.

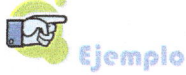

Ejemplo

Un agricultor especializado en lavanda realiza la implantación en primavera mediante trasplante de plántulas de 8 cm de altura, producidas en bandejas de alveolos. Elige un marco de plantación de 80 cm entre hileras y 50 cm entre plantas para facilitar la recolección mecanizada y la aireación. Tras el trasplante, aplica un riego por goteo para asentar el suelo y coloca acolchado plástico negro para reducir la competencia de malas hierbas en los primeros meses.

10. Labores culturales

Las **labores culturales** son todas aquellas tareas realizadas durante el ciclo de cultivo para optimizar el desarrollo, la sanidad y la productividad de las plantas aromáticas y medicinales.

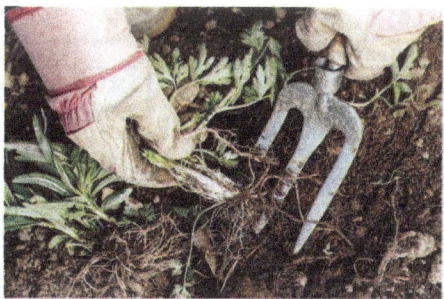

Fig. 11. Las acciones culturales se ejecutan de forma planificada y periódica, adaptándose a las necesidades específicas de cada especie y a las condiciones del terreno y del clima

Su correcta aplicación no solo garantiza un mayor rendimiento, sino que también influye directamente en la calidad de los principios activos, en el aroma y en la vida útil del cultivo.

Entre las labores más relevantes que forman parte del manejo cultural de estos cultivos, se encuentran:

1. **Escarda**: eliminación de malas hierbas que compiten por luz, agua y nutrientes. Puede realizarse manualmente, con azada o mediante maquinaria ligera.

2. **Acolchado (*mulching*)**: colocación de materiales orgánicos (paja, restos de poda) o plásticos sobre el suelo para conservar la humedad, reducir malas hierbas y mejorar la temperatura del terreno.

3. **Aporcado**: acumulación de tierra en la base de la planta para proteger raíces, favorecer la estabilidad y, en algunas especies, estimular el desarrollo de tallos.

4. **Entutorado**: instalación de soportes para evitar que plantas altas o frágiles se doblen o rompan, especialmente tras lluvias o vientos fuertes.

5. **Despunte y poda de formación**: eliminación de puntas de crecimiento para estimular ramificación y mejorar la ventilación interna del cultivo.

6. **Poda de rejuvenecimiento**: en especies perennes, corte de tallos viejos o improductivos para promover nuevos brotes.

Para ilustrar cómo cada labor cultural repercute directamente en el cultivo, se puede observar la siguiente tabla:

Labor cultural	Beneficio principal	Ejemplo de aplicación
Escarda	Reduce competencia por recursos	Escardas manuales en siembras jóvenes de anís
Acolchado	Conserva humedad y reduce hierbas	Mulching orgánico en plantaciones de lavanda
Aporcado	Protege raíces y mejora estabilidad	En romero joven en zonas ventosas
Entutorado	Evita roturas y encamado	Tutores en albahaca de tallo alto
Despunte	Estimula ramificación	En menta para aumentar superficie foliar
Poda de rejuvenecimiento	Mantiene vigor productivo	Corte de lavanda vieja tras la floración

Las labores culturales no actúan de forma aislada; se combinan con el riego, la fertilización y la protección fitosanitaria para maximizar su efectividad. Por ejemplo, un acolchado bien aplicado reduce la necesidad de riegos y dificulta el desarrollo de malas hierbas, mientras que una poda bien ejecutada mejora la penetración de tratamientos foliares contra plagas.

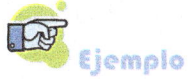
Ejemplo

En una plantación de menta destinada a la producción de aceite esencial, el agricultor realiza despuntes periódicos para favorecer el rebrote de hojas jóvenes, que son las más ricas en aceites volátiles. Además, aplica acolchado de paja para conservar la humedad en verano y minimizar la proliferación de malas hierbas, logrando así reducir en un 30 % el gasto en riego y mejorar la calidad aromática del producto final.

11. Plagas y enfermedades. Tratamientos

Las **plagas y enfermedades** representan uno de los principales factores de pérdida en el cultivo de plantas aromáticas y medicinales, ya que pueden reducir drásticamente el rendimiento y alterar la calidad de los principios activos.

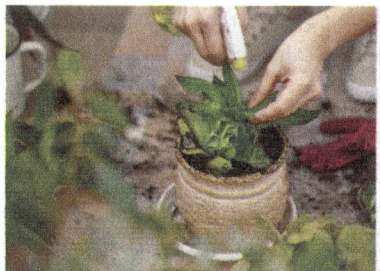

Fig. 12. El control fitosanitario en este tipo de cultivos debe ser especialmente cuidadoso, dado que muchas especies están destinadas a usos medicinales, cosméticos o alimentarios, lo que implica cumplir estrictamente con las normas de seguridad y residuos permitidos

El manejo integrado de plagas y enfermedades (MIP) combina medidas preventivas, culturales, biológicas y, en caso necesario, químicas, priorizando siempre las alternativas más sostenibles.

Entre los insectos y ácaros que más frecuentemente afectan a estos cultivos, se encuentran:

- **Pulgones (Aphis spp.)**: succionan savia, provocan deformaciones y transmiten virus.

- **Mosca blanca (Trialeurodes vaporariorum, Bemisia tabaci)**: debilita la planta y favorece la aparición de negrilla.
- **Trips (Frankliniella occidentalis)**: dañan hojas y flores, reduciendo la calidad comercial.
- **Ácaros (Tetranychus urticae)**: provocan amarilleo y caída de hojas.
- **Orugas (Spodoptera spp., Helicoverpa spp.)**: consumen hojas y brotes tiernos.

Las enfermedades pueden ser de origen fúngico, bacteriano o vírico. Entre las más comunes:

- **Oídio (Oidium spp.)**: recubrimiento blanquecino sobre hojas y tallos, frecuente en lavanda, salvia y menta.
- **Botritis (Botrytis cinerea)**: podredumbre gris en flores y hojas, favorecida por alta humedad.
- **Fusariosis (Fusarium spp.)**: marchitez y necrosis radicular.
- **Roya (Puccinia spp.)**: manchas anaranjadas en el envés de hojas.
- **Virus del mosaico**: manchas cloróticas y deformaciones foliares, sin tratamiento curativo.

En la siguiente tabla se resumen las principales plagas y enfermedades, junto con métodos de control recomendados:

Problema	Síntomas	Control recomendado
Pulgones	Hojas rizadas, melaza	Introducción de depredadores (mariquitas), jabón potásico
Mosca blanca	Debilitamiento, negrilla	Trampas cromáticas amarillas, suelta de Encarsia formosa
Trips	Plateado en hojas, manchas negras	Trampas azules, control biológico con Amblyseius cucumeris
Oídio	Polvo blanco en hojas	Azufre en polvo, extracto de cola de caballo
Botritis	Moho gris, necrosis	Mejora de ventilación, fungicidas autorizados
Fusariosis	Marchitez, raíces marrones	Rotación de cultivos, solarización del suelo

La prevención es la herramienta más eficaz para minimizar la incidencia de plagas y enfermedades:

- Utilizar material vegetal sano procedente de viveros certificados.
- Mantener una densidad de plantación adecuada para favorecer la aireación.
- Evitar el exceso de humedad mediante riego controlado.
- Rotar cultivos para interrumpir ciclos de patógenos.
- Desinfectar herramientas y bandejas de cultivo.

En aromáticas y medicinales, la elección de tratamientos debe priorizar productos autorizados y de bajo impacto ambiental.

Las opciones más comunes incluyen:

- **Biológicos**: depredadores, parasitoides, hongos entomopatógenos.
- **Botánicos**: extractos vegetales como neem, ajo o piretrinas naturales.
- **Minerales**: azufre, cobre en dosis autorizadas.
- **Químicos de síntesis**: solo en casos justificados y respetando los plazos de seguridad y límites máximos de residuos.

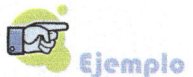
Ejemplo

En una plantación de menta bajo invernadero, el agricultor detecta un foco de oídio en fase inicial. Para evitar la propagación, mejora la ventilación, reduce la humedad relativa, aplica azufre micronizado autorizado y retira las hojas más afectadas. En las semanas siguientes, el problema queda controlado sin afectar a la producción ni a la calidad aromática.

Resumen

El cultivo de plantas aromáticas y medicinales requiere un manejo técnico adaptado a cada especie, desde la selección del material vegetal hasta la recolección. La multiplicación puede realizarse por vía sexual (semillas) o asexual (esquejes, división de matas, acodos). La reproducción por semillas es más económica y permite producir gran cantidad de plantas, aunque con menor uniformidad. La propagación vegetativa garantiza plantas idénticas a la madre, con mejores características comerciales, pero exige un manejo más delicado.

Los viveros son instalaciones donde se germinan o enraízan las plantas en condiciones controladas de temperatura, humedad y luz, hasta que están listas para el trasplante. Pueden ser a cielo abierto, bajo túnel o climatizados, y su manejo incluye el uso de sustratos de calidad, riego controlado y protección contra plagas.

La elección del terreno de emplazamiento debe basarse en el análisis de factores como clima, tipo de suelo, drenaje, pH, contenido en materia orgánica y accesibilidad. Un terreno adecuado favorece el desarrollo radicular y la concentración de principios activos. La preparación del suelo incluye limpieza, control de malas hierbas, laboreo, nivelado e incorporación de enmiendas para mejorar fertilidad, estructura y pH.

La fertilización busca aportar los nutrientes necesarios (N, P, K y otros elementos esenciales) de forma equilibrada, adaptándose a las necesidades de cada especie y evitando excesos que perjudiquen la calidad aromática. Puede realizarse con abonos orgánicos, minerales o biofertilizantes, aplicados antes y durante el ciclo del cultivo.

El esquejado es clave para muchas especies, y consiste en enraizar fragmentos de tallo, hoja o raíz, controlando factores como la sanidad del material, la humedad, la temperatura y, en algunos casos, el uso de hormonas de enraizamiento. La multiplicación por semillas requiere semillas viables, siembra a la profundidad correcta, control de temperatura y humedad, y, en algunos casos, exposición a la luz para germinar.

Las labores de mantenimiento comprenden el riego ajustado, el control de malas hierbas, la aireación del suelo, la fertilización de cobertura, el entutorado, la poda y la prevención de plagas. La implantación puede hacerse por siembra directa, más económica, pero con menos control, o por trasplante, que garantiza uniformidad y mejor arranque. Las labores culturales incluyen escardas, acolchados, aporcados, entutorados y podas para mantener el vigor y la productividad.

El control de plagas y enfermedades es esencial para preservar la calidad y la sanidad del cultivo. Los problemas más comunes incluyen pulgones, mosca blanca, trips, oídio, botritis y fusariosis. El manejo integrado combina prevención, control biológico, uso de extractos vegetales y, solo cuando es imprescindible, tratamientos químicos autorizados, siempre respetando los límites de residuos.

En conjunto, un cultivo exitoso de plantas aromáticas y medicinales depende de planificar y aplicar de forma coherente todas estas técnicas, con especial atención a la sanidad del material vegetal, el manejo sostenible del suelo y el control ambiental para preservar el valor terapéutico y comercial del producto final.

Glosario

Acolchado (*mulching*)

Técnica que consiste en cubrir el suelo con materiales orgánicos o plásticos para conservar la humedad, regular la temperatura y reducir el crecimiento de malas hierbas.

Aireación del suelo

Laboreo superficial que mejora el intercambio de gases en el terreno y evita la compactación, favoreciendo el desarrollo radicular.

Aporcado

Acumulación de tierra en la base de la planta para proteger raíces, aportar estabilidad y, en algunos cultivos, estimular la formación de tallos o rizomas.

Despuntado

Corte de la parte apical de la planta para estimular la ramificación y aumentar la superficie productiva.

Escarda

Eliminación de malas hierbas mediante métodos manuales, mecánicos o químicos, para reducir la competencia por luz, agua y nutrientes.

Esquejado

Método de multiplicación vegetativa que consiste en obtener nuevas plantas a partir de fragmentos de tallo, hoja o raíz de una planta madre.

Fertilización de fondo

Aporte de nutrientes al suelo antes de la siembra o trasplante para asegurar un desarrollo inicial adecuado.

Fertilización de cobertura

Aporte de nutrientes durante el crecimiento activo del cultivo para mantener su vigor y producción.

Marco de plantación

Distancia entre plantas e hileras en un cultivo, que influye en la aireación, el aprovechamiento de la luz y la facilidad de manejo.

Multiplicación sexual

Propagación de plantas mediante semillas, generando individuos con variabilidad genética.

Multiplicación vegetativa o asexual

Propagación de plantas a partir de partes vegetativas, manteniendo idénticas las características de la planta madre.

Plaga

Organismo animal que daña directa o indirectamente las plantas, afectando su desarrollo o producción.

Recolección

Proceso de obtención de la parte útil de la planta en su momento óptimo de madurez para preservar su calidad.

Riego de asentamiento

Aplicación de agua inmediatamente después de la siembra o trasplante para favorecer el contacto entre el suelo y las raíces.

Siembra directa

Colocación de semillas directamente en el terreno definitivo, sin trasplante posterior.

Trasplante

Colocación en el terreno definitivo de plántulas previamente criadas en vivero o semillero.

Ejercicios de autoevaluación

1. **¿Cuál es una de las principales ventajas de la multiplicación vegetativa por esquejes?**

   a. Genera gran variabilidad genética.
   b. Es más lenta que la multiplicación por semillas.
   c. Mantiene las características genéticas de la planta madre.
   d. No requiere cuidados posteriores.

2. **¿Qué tipo de vivero se utiliza para conservar plantas madre y obtener esquejes?**

   a. De producción.
   b. De conservación.
   c. A cielo abierto.
   d. De experimentación.

3. **¿Cuál de los siguientes factores es esencial al elegir un terreno de cultivo para lavanda?**

   a. Alta retención de humedad.
   b. Buen drenaje y pH neutro-alcalino.
   c. Sombra parcial constante.
   d. Suelo arcilloso y compacto.

4. **¿Qué labor se realiza antes de la siembra para mejorar la aireación y facilitar el enraizamiento?**

   a. Despunte.
   b. Acolchado.
   c. Laboreo profundo.
   d. Fertilización de cobertura.

5. ¿Qué nutriente favorece especialmente el desarrollo vegetativo, pero en exceso puede reducir la calidad aromática?

a. Potasio.

b. Fósforo.

c. Calcio.

d. Nitrógeno.

6. ¿Qué tipo de esquejes se obtienen de tallos parcialmente maduros, comunes en lavanda y salvia?

a. Herbáceos.

b. Leñosos.

c. Semileñosos.

d. De raíz.

7. ¿Cuál de estas especies es más adecuada para multiplicación por siembra directa?

a. Romero.

b. Anís verde.

c. Lavanda.

d. Salvia.

8. ¿Qué labor de mantenimiento consiste en eliminar malas hierbas para evitar la competencia con el cultivo?

a. Escarda.

b. Aporcado.

c. Despunte.

d. Entutorado.

9. **¿Qué técnica de implantación consiste en colocar en el terreno definitivo plántulas producidas en vivero?**

a. Trasplante.

b. Siembra directa.

c. Acodo.

d. Injerto.

10. **¿Qué labor cultural mejora la ventilación de la planta y estimula nuevos brotes en especies perennes?**

a. Acolchado.

b. Poda de rejuvenecimiento.

c. Tutorado.

d. Escarda.

U. A. 4. La recolección

Introducción

La recolección constituye una fase crítica dentro de la cadena de producción de plantas aromáticas y medicinales, ya que de ella depende en gran medida la calidad, pureza y concentración de principios activos en el producto final. Esta etapa requiere conocer no solo el momento óptimo para cortar cada especie, sino también las técnicas y herramientas más adecuadas para minimizar daños y pérdidas.

En el contexto de la producción moderna, la recolección combina el saber tradicional con avances tecnológicos que optimizan tiempos y recursos. Mientras que la recolección manual se sigue empleando para especies delicadas o de alto valor, la recolección mecanizada se utiliza en cultivos extensivos y con fines industriales. Ambas opciones deben considerar aspectos como el estado de madurez de la planta, las condiciones climáticas y el manejo postcosecha.

El uso de máquinas recolectoras ha supuesto un avance importante para aumentar la eficiencia, aunque requiere una correcta calibración para no comprometer la calidad del material vegetal. Por su parte, las condiciones de cultivo previas a la recolección — como la fertilización, el control de plagas o el riego— influyen directamente en la facilidad de cosecha y en la preservación de los compuestos activos.

La recolección no debe entenderse como un acto aislado, sino como un proceso integrado en todo el ciclo productivo, donde la planificación, la técnica y el conocimiento botánico son esenciales para garantizar la excelencia del producto final.

Objetivos

- Identificar el momento óptimo de recolección de diferentes especies de plantas aromáticas y medicinales.
- Diferenciar entre las principales técnicas de recolección manual y mecanizada, evaluando sus ventajas y limitaciones.
- Describir el funcionamiento y los componentes básicos de las máquinas recolectoras utilizadas en este sector.
- Analizar la influencia de las condiciones de cultivo en la calidad y rendimiento de la recolección.
- Aplicar criterios técnicos para seleccionar la metodología de cosecha más adecuada según la especie y el destino del producto.

1. La recolección manual

La **recolección manual** es el método más antiguo y tradicional para la obtención de plantas aromáticas y medicinales, y sigue siendo ampliamente utilizada en explotaciones de pequeña y mediana escala, así como en cultivos donde la calidad del producto es prioritaria sobre la cantidad.

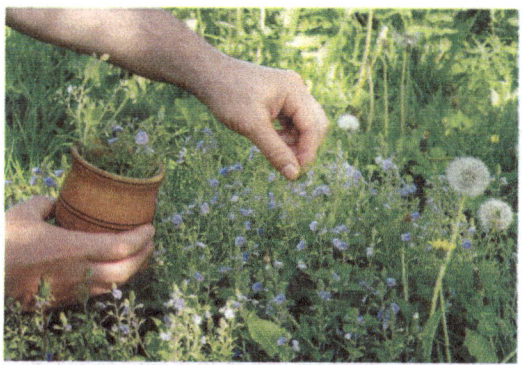

Fig. 1. La recolección manual permite un mayor cuidado en la manipulación de las plantas, evitando daños mecánicos y reduciendo la pérdida de compuestos volátiles o principios activos

A diferencia de la recolección mecanizada, el trabajo manual permite seleccionar únicamente las partes útiles de la planta en su momento óptimo de madurez. Esto es especialmente importante en especies en las que los principios activos se concentran en determinados órganos —por ejemplo, las flores de la manzanilla (Matricaria chamomilla) o las hojas jóvenes de la menta (Mentha spp.)— y que, si se recolectan en fases inadecuadas, pierden calidad y valor comercial.

Cuando se realiza de forma correcta, la recolección manual contempla aspectos como:

- El **momento del día**, que suele ser temprano por la mañana para minimizar la evaporación de aceites esenciales.
- El **uso de herramientas adecuadas**, como tijeras de podar, cuchillos o guantes, que evitan aplastamientos y contaminaciones.
- La **manipulación suave** para prevenir la pérdida de flores, hojas o partes delicadas.

Para facilitar la comprensión de las principales ventajas y limitaciones de este método, se puede comparar de la siguiente manera:

Aspecto evaluado	Ventajas de la recolección manual	Limitaciones de la recolección manual
Calidad del producto	Máxima conservación de principios activos y apariencia del material vegetal	—
Selectividad	Permite cortar solo partes óptimas de la planta	—
Flexibilidad	Se adapta a distintas especies y condiciones de cultivo	—
Rendimiento	—	Menor velocidad de trabajo en comparación con métodos mecanizados
Coste de mano de obra	—	Necesita más trabajadores y mayor inversión en horas
Escalabilidad	—	Difícil de aplicar en explotaciones muy extensas

En la práctica, este método es el más apropiado para:

1. Especies delicadas o de alto valor, donde la manipulación debe ser cuidadosa.
2. Cultivos con baja densidad de plantación o de superficies reducidas.
3. Situaciones en las que se desea evitar el mezclado de material en distinto grado de madurez.

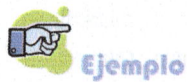
Ejemplo

En una plantación de lavanda destinada a la producción de aceite esencial de alta calidad, se opta por una recolección manual con hoces pequeñas, cortando las espigas florales cuando aproximadamente el 50 % de las flores están abiertas. Esto asegura la máxima concentración de aceite y evita la inclusión de partes leñosas que afectarían al aroma final.

2. La recolección mecanizada

La **recolección mecanizada** se emplea principalmente en explotaciones de gran superficie o en cultivos destinados a la producción industrial, donde la rapidez y el volumen de cosecha son prioritarios.

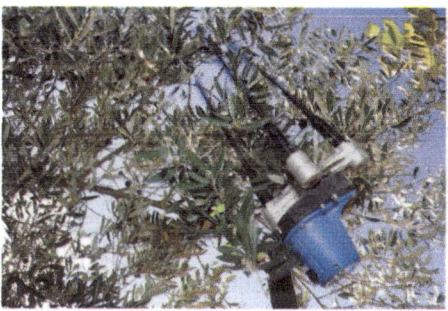

Fig. 2. El método de recolección mecanizada utiliza maquinaria diseñada para cortar, recoger y, en algunos casos, preprocesar el material vegetal en una sola operación

El objetivo de esta técnica es **reducir el tiempo de recolección**, optimizar la mano de obra y mantener un rendimiento uniforme. Sin embargo, la mecanización también plantea desafíos, como el riesgo de dañar partes útiles de la planta o de recolectar material en diferentes estados de maduración, lo que puede afectar la calidad final.

En este tipo de recolección, es fundamental considerar:

- **Ajuste y calibración de la máquina** para la altura y densidad del cultivo.
- **Velocidad de avance**, que debe equilibrar rendimiento y cuidado del material vegetal.
- **Condiciones del terreno**, ya que un suelo irregular o con pendientes pronunciadas puede dificultar el uso de maquinaria.
- **Momento de la cosecha**, que debe coincidir con la fase de madurez óptima, evitando horas de máxima insolación para preservar compuestos volátiles.

Cuando se comparan las principales características de este sistema con la recolección manual, se pueden identificar puntos clave como los siguientes:

Aspecto evaluado	Ventajas de la recolección mecanizada	Limitaciones de la recolección mecanizada
Velocidad de trabajo	Gran capacidad de recolección en poco tiempo	—
Coste de mano de obra	Reduce el número de trabajadores necesarios	—
Uniformidad	Corte homogéneo en la parcela	Puede mezclar material en distinto grado de madurez
Inversión inicial	—	Requiere maquinaria especializada y costosa
Mantenimiento	—	Precisa revisiones periódicas y personal capacitado
Calidad del producto	—	Mayor riesgo de daños mecánicos en hojas o flores

En muchos casos, la recolección mecanizada no sustituye totalmente a la manual, sino que se combina con ella. Por ejemplo, el corte principal puede hacerse con máquina, pero la selección final y la eliminación de material no deseado se realiza manualmente.

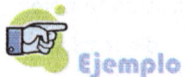
Ejemplo

En un cultivo de menta para la industria alimentaria, se emplea una segadora adaptada con cinta transportadora que corta y deposita la planta directamente en remolques. Este sistema permite recolectar varias hectáreas en pocas horas. Sin embargo, antes del secado, un equipo realiza una selección manual para eliminar tallos leñosos o material ajeno a la especie.

3. Las máquinas recolectoras

Las máquinas recolectoras son el eje central de la recolección mecanizada, ya que determinan en gran medida la eficiencia, la calidad del material cosechado y la viabilidad económica del cultivo a gran escala.

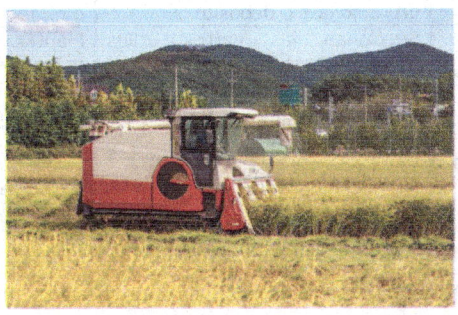

Fig. 3. El diseño y la configuración de las máquinas varían en función de la especie, el tamaño de la explotación y el destino del producto (fresco, seco, procesado)

Existen desde equipos autopropulsados hasta implementos que se acoplan a tractores o a otros vehículos agrícolas. Su función principal es cortar, recoger y, en algunos casos, realizar una preclasificación o presecado del material. Para que su uso sea óptimo, deben seleccionarse atendiendo a criterios como:

- La **altura de corte** y su regulación, para adaptarse a la morfología de la planta.
- El **sistema de transporte interno**, que puede ser por cinta, sinfín o aspiración.
- El **rendimiento por hora**, que debe ajustarse a la superficie de cultivo.
- La **facilidad de limpieza** y mantenimiento, para evitar contaminación entre lotes.

Cuando se describen los tipos más comunes, se pueden agrupar de la siguiente forma:

Tipo de máquina recolectora	Características principales	Usos más frecuentes
Segadoras de barra o disco	Corte rápido y uniforme, acopladas a tractor o autopropulsadas	Hierbas aromáticas de tallo bajo como menta, orégano o tomillo
Recolectoras con cinta transportadora	Cortan y trasladan el material a un remolque o depósito	Cultivos para secado industrial o extracción de aceites
Recolectoras con aspiración	Succionan las partes útiles (flores, hojas) tras cortarlas	Plantas delicadas como flores de manzanilla
Cosechadoras autopropulsadas	Máquinas integrales con corte, transporte y carga automática	Grandes explotaciones de lavanda o romero
Recolectoras selectivas	Permiten separar partes específicas de la planta	Plantas con diferentes usos comerciales según el órgano recolectado

En la operación de estas máquinas es fundamental un ajuste preciso para evitar el corte excesivo de material leñoso o la inclusión de hojas y flores en mal estado. Además, la velocidad de avance debe equilibrar productividad y preservación de la integridad física de la planta.

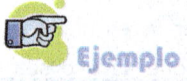

Ejemplo

En una plantación de lavandín destinada a perfumería, se utiliza una cosechadora autopropulsada que corta las espigas, las eleva mediante cinta y las deposita en remolques cubiertos para protegerlas del sol. La calibración de la altura de corte es clave para evitar dañar la base leñosa, lo que facilita la regeneración de la planta para la siguiente temporada.

4. Condiciones de cultivo

Las **condiciones de cultivo** influyen de forma directa en la calidad y el rendimiento de la recolección de plantas aromáticas y medicinales.

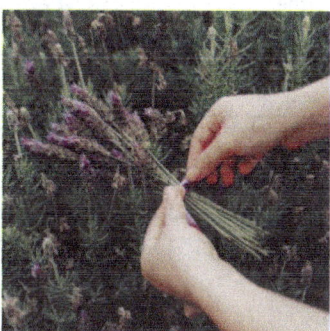

No basta con realizar un buen corte o contar con maquinaria adecuada: el éxito de la cosecha comienza mucho antes, con la planificación y el manejo del cultivo durante todo su ciclo vegetativo

Entre los factores que condicionan el resultado final, destacan:

- **Selección de la variedad y del material vegetal** más adecuado para el clima y el suelo.
- **Estado nutricional** equilibrado, que garantice la síntesis óptima de principios activos.
- **Control fitosanitario** para evitar plagas y enfermedades que puedan disminuir la producción o contaminar el material recolectado.
- **Manejo del riego** para favorecer un crecimiento sano sin exceso de humedad, que puede propiciar hongos.
- **Labores culturales previas a la recolección**, como deshierbe o poda ligera, que facilitan el acceso y mejoran la calidad del producto.

En la práctica, un cultivo bien gestionado permite que el momento de la recolección sea más predecible y uniforme, lo que a su vez optimiza la eficiencia del trabajo, ya sea manual o mecanizado.

Para entender mejor la relación entre las condiciones de cultivo y la calidad final, puede observarse el siguiente resumen:

Factor de cultivo	Impacto en la recolección	Consecuencias en la calidad final
Fertilización equilibrada	Favorece un crecimiento uniforme	Mayor concentración de principios activos
Control de plagas y enfermedades	Reduce pérdidas durante la cosecha	Material limpio y sin contaminación biológica
Riego adecuado	Facilita el desarrollo vegetativo	Menor riesgo de mohos y alteraciones postcosecha
Preparación del terreno	Mejora el acceso y la operación de maquinaria	Corte más uniforme y sin obstrucciones
Variedad adaptada	Sincroniza la maduración	Producción homogénea y más fácil de procesar

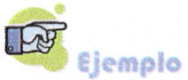

Ejemplo

En una explotación de tomillo ecológico, el productor planifica el riego para suspenderlo unos días antes de la cosecha. De esta forma, las plantas presentan un menor contenido de humedad, lo que facilita el secado posterior y conserva mejor los aceites esenciales. Además, el control manual de malas hierbas semanas antes permite que la segadora trabaje sin obstrucciones y que el material recolectado esté libre de impurezas.

Resumen

La recolección de plantas aromáticas y medicinales es una fase clave en la que se determina en gran parte la calidad final del producto. Un corte en el momento inadecuado o con técnicas poco cuidadosas puede reducir notablemente la concentración de principios activos, afectar el aroma y disminuir el valor comercial. Existen dos métodos principales: la recolección manual y la recolección mecanizada, cada uno con ventajas y limitaciones que condicionan su elección.

La recolección manual es el método tradicional, utilizado principalmente en cultivos pequeños, especies delicadas o productos de alto valor. Permite seleccionar solo las partes útiles de la planta en su momento óptimo de madurez, reduciendo daños y pérdidas. Se realiza habitualmente a primera hora de la mañana para preservar los aceites esenciales y con herramientas como tijeras, cuchillos o hoces, evitando aplastamientos. Es un sistema que garantiza una calidad excelente, aunque requiere más tiempo y mano de obra.

La recolección mecanizada, en cambio, es esencial en explotaciones extensas o producciones industriales. Permite trabajar grandes superficies en poco tiempo y con menos personal, utilizando máquinas especializadas que cortan y recogen el material vegetal. Sin embargo, si no se ajusta correctamente la altura de corte, la velocidad de avance y otros parámetros, puede producirse una mezcla de material en diferentes estados de maduración o daños en hojas y flores, reduciendo la calidad.

Las máquinas recolectoras varían según la especie y el objetivo de la producción. Pueden ser segadoras, recolectoras con cinta transportadora, con aspiración, autopropulsadas o selectivas. Algunas incluso separan partes específicas de la planta. Su correcta calibración y mantenimiento son determinantes para minimizar pérdidas y mantener la integridad del producto.

Las condiciones de cultivo previas a la cosecha son tan importantes como la recolección en sí. Factores como la elección de variedades adaptadas, la fertilización equilibrada, el control de plagas y enfermedades, el manejo del riego y la preparación del terreno influyen directamente en la facilidad de cosecha y en la calidad final. Un manejo adecuado permite obtener plantas más homogéneas y sanas, lo que facilita el trabajo y mejora el resultado final, tanto si se emplea un sistema manual como mecanizado.

Glosario

Altura de corte

Ajuste en la maquinaria que determina la distancia entre la base de la planta y el punto en el que se realiza el corte, fundamental para preservar la calidad y permitir la regeneración.

Cinta transportadora

Mecanismo presente en algunas recolectoras que traslada el material vegetal cortado hasta un depósito o remolque.

Control fitosanitario

Conjunto de prácticas para prevenir, detectar y combatir plagas y enfermedades en los cultivos.

Labores culturales

Operaciones agrícolas como riego, abonado, deshierbe o poda, realizadas para optimizar el crecimiento y la producción de las plantas.

Máquina recolectora

Equipo agrícola diseñado para cortar, recoger y, en algunos casos, preprocesar plantas aromáticas y medicinales.

Principios activos

Compuestos químicos naturales presentes en las plantas responsables de sus propiedades medicinales o aromáticas.

Recolección manual

Método tradicional de cosecha que se realiza a mano, con o sin herramientas sencillas, permitiendo una mayor selectividad y cuidado del material vegetal.

Recolección mecanizada

Sistema de cosecha que emplea maquinaria para cortar y recoger grandes volúmenes de plantas, optimizando el tiempo y la mano de obra.

Recolectora con aspiración

Máquina que, tras cortar, succiona las partes útiles de la planta, utilizada especialmente para flores y material delicado.

Variedad adaptada

Selección de una especie o cultivar que presenta mejor comportamiento y rendimiento en un clima y suelo específicos.

Ejercicios de autoevaluación

1. **¿Cuál es una de las principales ventajas de la recolección manual en plantas aromáticas y medicinales?**

   a. Permite mayor velocidad de trabajo.

   b. Requiere menos mano de obra.

   c. Mantiene mejor la calidad y la integridad del material vegetal.

   d. Reduce la inversión inicial.

2. **¿En qué momento del día es más recomendable recolectar plantas aromáticas para conservar los aceites esenciales?**

   a. A mediodía.

   b. A primera hora de la mañana.

   c. Al anochecer.

   d. Justo después de regar.

3. **Una limitación de la recolección manual es:**

   a. La posibilidad de seleccionar las partes más útiles.

   b. El menor rendimiento en comparación con métodos mecanizados.

   c. La mejor adaptación a especies delicadas.

   d. El mayor control sobre la madurez.

4. **¿Qué ventaja ofrece la recolección mecanizada?**

   a. Mayor selectividad en la madurez del producto.

   b. Mayor rapidez y capacidad de cosecha.

   c. Mejor conservación de flores delicadas.

   d. Eliminación completa de impurezas.

5. ¿Qué desventaja presenta la recolección mecanizada?

    a. Requiere menos personal.

    b. Puede mezclar material en distinto grado de madurez.

    c. Reduce el tiempo de cosecha.

    d. Homogeneiza el corte.

6. En cultivos para secado industrial, es frecuente utilizar:

    a. Tijeras manuales.

    b. Recolectoras con cinta transportadora.

    c. Recolectoras selectivas.

    d. Hoces de mano.

7. ¿Qué tipo de máquina utiliza succión para extraer flores delicadas como las de manzanilla?

    a. Segadora de disco.

    b. Recolectora con aspiración.

    c. Autopropulsada.

    d. Recolectora selectiva.

8. ¿Cuál es un factor clave para evitar daños mecánicos al usar máquinas recolectoras?

    a. Usar el motor a máxima potencia.

    b. Regular adecuadamente la altura de corte.

    c. Avanzar a la mayor velocidad posible.

    d. Reducir el ancho de trabajo.

9. ¿Qué condición de cultivo favorece la concentración de principios activos?

    a. Escasez de nutrientes.

    b. Fertilización equilibrada.

    c. Exceso de riego.

    d. Retraso en la cosecha.

10.Suspender el riego unos días antes de la cosecha de tomillo:

    a. Disminuye la concentración de aceites esenciales.

    b. Facilita el secado y conserva mejor los aceites esenciales.

    c. Aumenta el riesgo de moho.

    d. Retrasa la maduración.

U. A. 5. Técnicas de manipulación

Introducción

La manipulación de plantas aromáticas y medicinales constituye una fase crucial para garantizar la conservación de sus principios activos, su seguridad y su calidad final. Tras la recolección, cada paso —desde el secado hasta el almacenamiento— influye directamente en la potencia terapéutica y en el valor comercial del producto. Un manejo inadecuado puede provocar la pérdida de compuestos volátiles, la aparición de mohos o la degradación de sustancias bioactivas.

Las técnicas de manipulación no solo buscan preservar la calidad farmacológica, sino también facilitar la preparación de las plantas para sus distintos usos: infusiones, aceites esenciales, extractos, ungüentos o preparados culinarios. Además, abarcan el estudio de sus indicaciones y contraindicaciones, la identificación de especies con potencial tóxico, así como el conocimiento de prácticas tradicionales como la etnobotánica y los usos culturales o mágicos de las plantas.

El dominio de estos procesos requiere integrar saberes de botánica, química, farmacología y técnicas de conservación, aplicados a un manejo responsable y seguro.

Objetivos

- Identificar las condiciones óptimas de recolección, secado y conservación de las plantas medicinales.
- Aplicar las principales técnicas de procesamiento para la obtención y preservación de principios activos.
- Analizar las indicaciones y contraindicaciones farmacológicas de las plantas más comunes y de interés terapéutico.
- Reconocer especies de plantas tóxicas, alucinógenas o peligrosas y establecer pautas para su manejo seguro.
- Valorar los usos tradicionales, etnobotánicos y culturales de las plantas medicinales.
- Relacionar las características químicas de los principios activos con sus posibles aplicaciones terapéuticas.

1. Condiciones de recolección, de secado y de conservación de las plantas medicinales

La calidad final de una planta medicinal no depende únicamente de su cultivo, sino también de cómo se recolecta, seca y conserva. Estas tres fases son determinantes para mantener intactos sus principios activos, el aroma, el color y la textura.

En primer lugar, la recolección debe realizarse en el momento del ciclo vital en que la concentración de principios activos sea máxima. Esto varía según la especie y la parte de la planta utilizada.

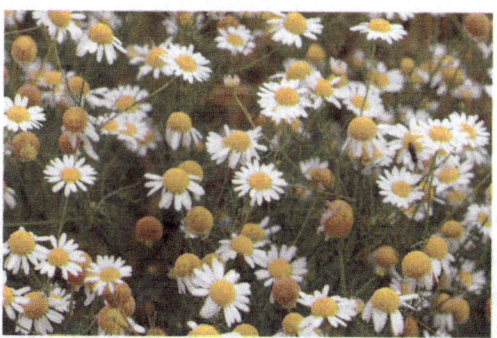

Fig. 1. Las flores como la manzanilla se recolectan al inicio de la floración, mientras que las raíces como la valeriana se extraen al final del ciclo vegetativo, cuando las reservas están concentradas en los tejidos subterráneos

Es igualmente importante que la recolección se lleve a cabo en condiciones ambientales adecuadas: días secos, preferiblemente por la mañana, una vez que el rocío se haya evaporado para evitar un exceso de humedad.

A modo de resumen, en la siguiente tabla se muestra la relación entre la parte de la planta utilizada, el momento óptimo de recolección y un ejemplo concreto:

Parte utilizada	Momento óptimo de recolección	Ejemplo de planta
Hojas	Antes o durante la floración	Menta (Mentha piperita)
Flores	Inicio de la floración	Manzanilla (Matricaria chamomilla)
Frutos/semillas	Plena maduración	Hinojo (Foeniculum vulgare)
Raíces/rizomas	Final del ciclo vegetativo	Valeriana (Valeriana officinalis)

Tras la recolección, el **secado** es esencial para detener la degradación enzimática y prevenir la proliferación de microorganismos. Este proceso debe ser rápido pero suave, evitando la exposición directa al sol en la mayoría de las especies, ya que los rayos ultravioleta pueden destruir aceites esenciales y pigmentos. Se recomiendan espacios bien ventilados, con temperaturas moderadas (entre 30 °C y 40 °C para la mayoría de las especies) y baja humedad relativa. En algunos casos, como con las flores de lavanda, se cuelgan en ramilletes boca abajo en lugares sombreados y secos para conservar la forma y el aroma.

En cuanto a la **conservación**, las plantas secas deben guardarse en recipientes herméticos, protegidas de la luz y la humedad. Los envases de vidrio oscuro, las bolsas de papel kraft o las cajas de cartón bien cerradas son opciones adecuadas, siempre que se mantengan en lugares frescos. Un error común es almacenar las plantas en la cocina cerca de fuentes de calor o humedad, lo que acelera la pérdida de compuestos activos.

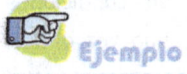

Ejemplo

Por ejemplo, el orégano seco, si se conserva en un recipiente hermético y en un armario oscuro, puede mantener su aroma y propiedades durante aproximadamente un año; sin embargo, si se deja en un frasco transparente sobre la encimera, perderá gran parte de su potencia en pocos meses.

Finalmente, es importante recordar que cada planta tiene características específicas y que las recomendaciones generales deben adaptarse a la especie en cuestión. Para especies ricas en aceites esenciales, como el tomillo o la melisa, la protección frente a la luz y el aire es prioritaria; para otras más resistentes, como el romero, la durabilidad es mayor, aunque sigue siendo fundamental un almacenamiento correcto.

2. Técnicas de procesamiento: múltiples posibilidades de preparación de las plantas en orden al aprovechamiento de sus principios activos

Una vez secas y correctamente conservadas, las plantas aromáticas y medicinales pueden procesarse de múltiples maneras para **extraer y aprovechar sus principios activos**. La elección de la técnica depende de la naturaleza química de los compuestos presentes, del uso final que se quiera dar a la planta y de la tradición terapéutica o culinaria asociada a cada especie.

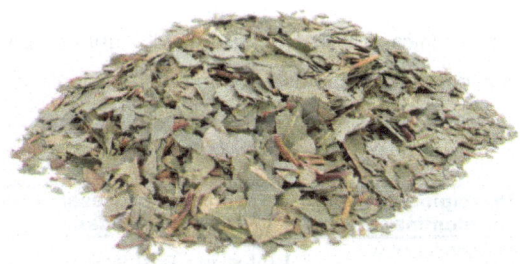

Fig. 2. El procesamiento puede ser tan sencillo como triturar las hojas secas para elaborar una infusión, o tan complejo como someter la materia vegetal a destilación para obtener aceites esenciales

Entre las técnicas más habituales se encuentran las siguientes:

- **Infusión**: consiste en verter agua caliente sobre la parte de la planta deseada (generalmente hojas o flores) y dejar reposar durante unos minutos. Es el método más utilizado para plantas ricas en compuestos volátiles, como la menta o la manzanilla.

- **Decocción**: indicada para partes más duras, como raíces, cortezas o semillas, que requieren hervir en agua durante un tiempo prolongado para extraer sus componentes, como ocurre con la corteza de canela o el rizoma de jengibre.
- **Maceración**: implica dejar la planta en un líquido (agua, alcohol, aceite) a temperatura ambiente durante horas o días, permitiendo que los principios activos pasen al medio. Se emplea, por ejemplo, para preparar extractos alcohólicos de hipérico o aceites macerados de caléndula.
- **Tinturas**: preparación concentrada que se obtiene macerando la planta en alcohol o una mezcla hidroalcohólica. Es muy común en fitoterapia para conservar y dosificar principios activos de forma estable.
- **Aceites esenciales**: se obtienen mediante destilación por arrastre de vapor o presión en frío (en el caso de cítricos) y concentran los compuestos aromáticos volátiles. Ejemplos conocidos son el aceite esencial de lavanda o de eucalipto.
- **Polvos**: la planta seca se muele finamente para ser encapsulada o utilizada directamente, como ocurre con la cúrcuma o el *ginseng*.

Cuando se analizan las técnicas más comunes, resulta útil compararlas según el tipo de planta o parte utilizada, el principio activo que se busca y el método de preparación recomendado. A continuación, se presenta una relación resumida:

Parte de la planta	Principio activo predominante	Técnica de procesamiento recomendada	Ejemplo
Hojas y flores	Aceites esenciales y flavonoides	Infusión / Destilación	Manzanilla, menta
Cortezas y raíces	Taninos, alcaloides	Decocción	Sauce blanco, ginseng
Semillas	Aceites grasos y compuestos aromáticos	Prensado / Maceración	Hinojo, cardamomo
Parte aérea entera	Diversos compuestos	Maceración alcohólica o hidroalcohólica	Hipérico
Frutos	Esencias, pigmentos	Prensado en frío / Extracto	Naranja, escaramujo

Como ejemplo práctico, la **lavanda** puede procesarse de formas distintas según el objetivo: si se busca un uso relajante por vía inhalatoria, se destila para obtener aceite esencial; si se pretende elaborar una infusión, se seca y se trocea la flor; y si se quiere un ungüento, se macera en aceite vegetal para luego incorporarlo a una base cosmética.

En la elección del método también influye la **estabilidad química** de los principios activos. Los compuestos termolábiles, como algunos aceites esenciales, se degradan con el calor, por lo que técnicas como la maceración en frío o la destilación a baja presión son preferibles.

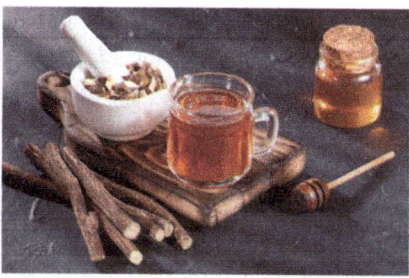

Fig. 3. La combinación de técnicas es frecuente en la elaboración de preparados complejos: un jarabe expectorante puede elaborarse a partir de una decocción de raíz de regaliz, a la que se añade una tintura de tomillo y aceite esencial de eucalipto para potenciar el efecto

3. Aplicaciones: Indicaciones y contraindicaciones farmacológicas de las plantas más importantes y de las más comunes. Usos desconocidos de plantas conocidas

El uso farmacológico de las plantas medicinales se basa en el conocimiento de sus principios activos y de sus efectos sobre el organismo. La fitoterapia moderna combina la tradición popular con la evidencia científica para determinar qué plantas son más seguras y eficaces, así como las dosis y formas de uso adecuadas.

No obstante, junto a sus beneficios, muchas plantas presentan contraindicaciones, interacciones con medicamentos o efectos adversos si se usan de forma incorrecta. Por ello, conocer tanto las indicaciones como las precauciones es fundamental para un uso responsable.

Cuando se revisan algunas de las especies más empleadas en la actualidad, se observa que, en general, cumplen funciones en cuatro grandes ámbitos:

- **Tratar síntomas específicos** (dolor, inflamación, tos, indigestión, insomnio, etc.).
- **Prevenir enfermedades** o reforzar el sistema inmunitario.
- **Favorecer la recuperación** tras procesos infecciosos o digestivos.
- **Mejorar el bienestar general** gracias a sus efectos tónicos o relajantes.

En la siguiente tabla se presentan algunos ejemplos de plantas muy utilizadas, con sus aplicaciones principales y las contraindicaciones más relevantes:

Planta	Principales indicaciones	Contraindicaciones o precauciones
Manzanilla (Matricaria chamomilla)	Digestiones pesadas, espasmos intestinales, inflamación leve, insomnio	Evitar en personas alérgicas a compuestas; posible interacción con anticoagulantes
Valeriana (Valeriana officinalis)	Ansiedad leve, insomnio, tensión nerviosa	Potencia el efecto de sedantes; evitar en embarazo y lactancia
Menta (Mentha piperita)	Náuseas, dolor abdominal, cefaleas tensionales	No indicada en reflujo gastroesofágico severo; evitar en menores de 2 años por riesgo de espasmo laríngeo
Tomillo (Thymus vulgaris)	Tos, bronquitis, infecciones leves de vías respiratorias	Evitar en embarazo en dosis elevadas; posible irritación gástrica
Hipérico (Hypericum perforatum)	Depresión leve, ansiedad, agotamiento	Interacciones con anticonceptivos, antidepresivos y otros fármacos; fotosensibilizante
Eucalipto (Eucalyptus globulus)	Congestión nasal, tos productiva	Evitar en niños pequeños y asmáticos sin supervisión; no usar aceite esencial puro por vía interna

En muchos casos, las plantas más comunes esconden usos menos conocidos que han sido aprovechados tradicionalmente en distintas culturas. Por ejemplo:

- La **ortiga** no solo se emplea como remineralizante y diurética, sino que sus hojas jóvenes pueden cocinarse como verdura rica en hierro y clorofila.
- El **diente de león**, además de ser un depurativo hepático, se ha utilizado como sustituto del café tostando sus raíces.
- El **romero,** conocido por sus propiedades digestivas, también se ha empleado como conservante natural en la cocina gracias a sus compuestos antioxidantes.

- La **caléndula**, además de su uso tópico para irritaciones cutáneas, se ha añadido en ensaladas como colorante y fuente de carotenoides.

Estos ejemplos muestran que las plantas pueden tener aplicaciones culinarias, cosméticas o incluso tecnológicas más allá de la fitoterapia estricta. La clave está en conocer sus compuestos y entender cómo pueden aprovecharse sin comprometer la seguridad.

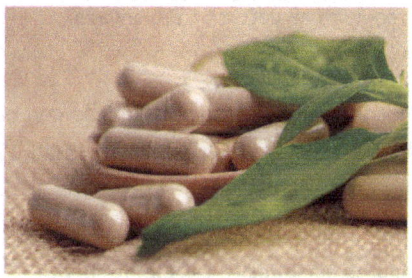

Fig. 4. En el uso terapéutico, es fundamental ajustar la dosis y respetar los tiempos de tratamiento

Una planta segura en uso ocasional puede no serlo si se emplea de manera continua o en cantidades excesivas. De igual forma, las combinaciones con medicamentos convencionales deben evaluarse para evitar interacciones que reduzcan la eficacia del tratamiento o aumenten los efectos adversos.

4. Principios activos: los compuestos químicos de las plantas con efectos terapéuticos

Los **principios activos** son las sustancias químicas responsables de las propiedades terapéuticas de las plantas. Su naturaleza, concentración y estabilidad dependen de factores como la especie, la parte de la planta utilizada, las condiciones de cultivo, la época de recolección y las técnicas de secado y conservación.

En fitoterapia, comprender qué tipos de principios activos están presentes en una planta permite predecir sus efectos, ajustar la dosis y elegir el método de preparación más adecuado.

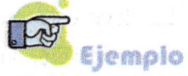
Ejemplo

Por ejemplo, una planta rica en aceites esenciales, como el tomillo, se beneficiará más de técnicas que preserven compuestos volátiles (destilación o infusión breve), mientras que una raíz rica en taninos puede requerir una decocción prolongada.

Los principios activos se agrupan en familias químicas con características y funciones terapéuticas distintas. A continuación, se presenta un cuadro que los relaciona con sus acciones principales y algunos ejemplos:

Grupo químico	Principales acciones terapéuticas	Ejemplos de plantas	Observaciones
Aceites esenciales	Antisépticos, antiinflamatorios, expectorantes, digestivos	Lavanda, tomillo, menta, eucalipto	Muy volátiles; sensibles al calor y la luz
Alcaloides	Analgésicos, estimulantes, relajantes musculares	Amapola, belladona, café	Potentes; dosis inadecuadas pueden ser tóxicas
Flavonoides	Antioxidantes, antiinflamatorios, vasoprotectores	Ginkgo, manzanilla, cítricos	Estables; beneficiosos para la circulación
Taninos	Astringentes, cicatrizantes, antidiarreicos	Té, roble, hamamelis	Pueden reducir la absorción de otros compuestos
Saponinas	Expectorantes, diuréticas, antiinflamatorias	Regaliz, hiedra, quinoa	Espumantes en agua; mejorar absorción de otros principios
Glucósidos	Cardiotónicos, laxantes, antiinflamatorios	Digital, sen, harpagofito	Algunos tienen margen terapéutico estrecho
Mucílagos	Emolientes, suavizantes, antiinflamatorios	Malva, lino, llantén	Protegen mucosas; se extraen mejor en maceraciones frías
Ácidos orgánicos	Digestivos, antioxidantes, antiinfecciosos	Limón, arándano, hibisco	Ayudan a acidificar la orina o mejorar digestión
Principios amargos	Estimulantes del apetito, digestivos	Genciana, diente de león, lúpulo	Favorecen secreción de jugos gástricos

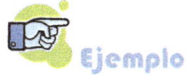

Ejemplo

Como ejemplo práctico, la caléndula debe gran parte de su acción antiinflamatoria y cicatrizante a la combinación de flavonoides y saponinas; en cambio, la valeriana ejerce su efecto sedante gracias a alcaloides y aceites esenciales presentes en su raíz.

La correcta identificación de los principios activos no solo es clave para la eficacia terapéutica, sino también para **prevenir riesgos**. Plantas con alcaloides potentes, como la belladona, pueden ser muy peligrosas si se usan sin control. Del mismo modo, un exceso de taninos, presente en infusiones demasiado concentradas de té, puede provocar estreñimiento o reducir la absorción de hierro.

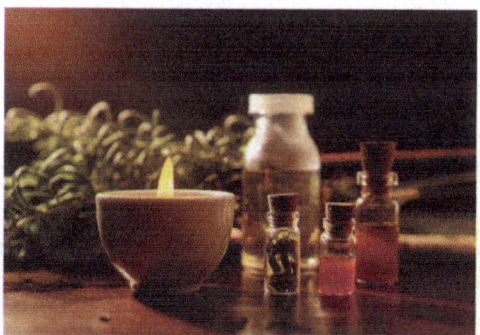

Fig. 5. En la práctica, la fitoterapia combina el conocimiento químico con la tradición de uso, permitiendo seleccionar la planta adecuada para cada necesidad, optimizar su preparación y asegurar que su empleo sea seguro y eficaz

5. Plantas tóxicas, alucinógenas y peligrosas

No todas las plantas medicinales son seguras. Algunas contienen **principios activos** que, en dosis elevadas o en condiciones inadecuadas, pueden provocar intoxicaciones graves, reacciones adversas o incluso la muerte.

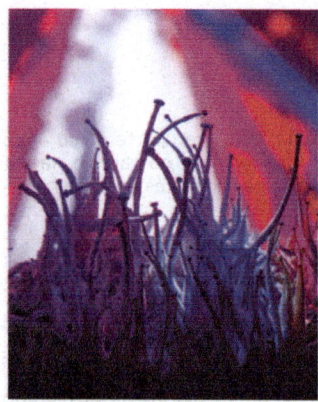

Fig. 6. Ciertas especies han sido empleadas tradicionalmente por sus efectos alucinógenos o psicoactivos, lo que implica un riesgo elevado de abuso o alteración grave del sistema nervioso central

El conocimiento de estas plantas es esencial no solo para evitar su consumo inapropiado, sino también para identificarlas y diferenciarlas de otras especies inocuas con aspecto similar. Un ejemplo frecuente de confusión se da entre el perejil (Petroselinum crispum) y la cicuta (Conium maculatum), que puede ser mortal.

Las plantas peligrosas pueden clasificarse de forma general en tres grupos según el tipo de riesgo que presentan:

- **Tóxicas**: aquellas que contienen compuestos venenosos que afectan a uno o varios órganos.
- **Alucinógenas**: las que provocan alteraciones de la percepción, el pensamiento o el estado de ánimo debido a sus principios psicoactivos.
- **Peligrosas por acumulación o uso prolongado**: plantas que, aun siendo útiles a dosis bajas o en usos puntuales, pueden generar toxicidad si se consumen de forma continuada.

En la siguiente relación se recogen algunos ejemplos de cada categoría, con su principio activo más relevante y el efecto principal:

Planta	Principio activo principal	Efecto o riesgo	Observaciones
Cicuta (Conium maculatum)	Alcaloides (coniína)	Parálisis respiratoria	Mortal incluso en pequeñas cantidades
Adelfa (Nerium oleander)	Glucósidos cardiotónicos	Alteraciones cardíacas graves	Toda la planta es tóxica, incluso seca
Estramonio (Datura stramonium)	Alcaloides tropánicos	Alucinaciones, taquicardia, confusión	Usada antiguamente en rituales; alto riesgo
Amapola real (Papaver somniferum)	Alcaloides (morfina, codeína)	Depresión respiratoria, dependencia	Base del opio; uso controlado en farmacología
Beleño negro (Hyoscyamus niger)	Alcaloides tropánicos	Delirios, alucinaciones	Muy tóxica; riesgo de intoxicación accidental
Digital (Digitalis purpurea)	Glucósidos cardiotónicos	Arritmias, fallo cardíaco	Utilizada en cardiología bajo control estricto
Kava (Piper methysticum)	Lactonas kavalactonas	Sedación, hepatotoxicidad	Riesgo elevado de daño hepático con uso prolongado

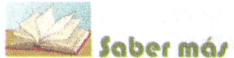 **Saber más**

Un caso histórico muy ilustrativo es el de la cicuta, empleada en la antigua Grecia como método de ejecución, siendo el más famoso el de Sócrates. La intoxicación produce una parálisis progresiva que culmina en la muerte por fallo respiratorio.

Es importante recordar que la toxicidad no siempre depende de la planta en sí, sino de la dosis. El uso medicinal de la digital en cardiología es un ejemplo: a dosis controladas puede salvar vidas, pero un leve exceso resulta letal.

Por otro lado, muchas plantas alucinógenas han sido utilizadas en rituales religiosos o chamánicos, como el estramonio o el peyote, pero su empleo fuera de un contexto controlado supone riesgos físicos y psicológicos graves.

En el manejo profesional de plantas medicinales, la identificación y separación de estas especies es una prioridad. Además, se recomienda informar siempre al consumidor sobre la necesidad de evitar la automedicación con especies potencialmente peligrosas y de consultar con profesionales de la salud o de fitoterapia antes de su uso.

6. Etnobotánica: Usos populares de las plantas medicinales

La **etnobotánica** es la disciplina que estudia la relación entre las comunidades humanas y las plantas, abarcando no solo sus usos medicinales, sino también alimenticios, rituales, textiles o constructivos.

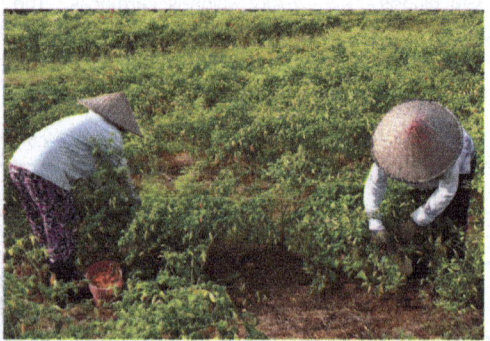

Fig. 7. En el ámbito de las plantas medicinales, la etnobotánica recoge y preserva el saber tradicional transmitido durante generaciones, muchas veces de forma oral, que ha servido de base para el desarrollo posterior de la fitoterapia científica

En la mayoría de las culturas, las plantas han sido una fuente primaria de remedios, y su uso estaba estrechamente vinculado a la observación de la naturaleza y a la experiencia acumulada.

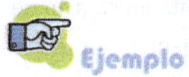

Por ejemplo, en zonas rurales de la península ibérica se ha utilizado tradicionalmente la infusión de tila para calmar nervios, el romero en alcohol como linimento para dolores musculares y la salvia para aliviar molestias digestivas.

La etnobotánica también muestra cómo una misma planta puede tener usos muy distintos según la región y el contexto cultural. Esto se observa claramente cuando se recopilan ejemplos de diferentes lugares:

Planta	Uso popular en una región	Uso popular en otra región
Lavanda (Lavandula angustifolia)	En Francia, saquitos aromáticos para perfumar ropa	En España, infusiones para calmar nervios
Eucalipto (Eucalyptus globulus)	En Galicia, vapores para congestión respiratoria	En América Latina, baños para aliviar dolores musculares
Menta (Mentha piperita)	En Marruecos, ingrediente principal del té verde	En Europa, infusión digestiva tras comidas
Caléndula (Calendula officinalis)	En Centroeuropa, ungüentos para heridas	En Andalucía, infusión para cólicos menstruales

Este enfoque revela que muchas veces el uso popular ha sido validado posteriormente por la ciencia, como ocurre con el sauce blanco (*Salix alba*), cuya corteza se utilizaba tradicionalmente para aliviar dolores y fiebre, y que más tarde dio lugar al desarrollo de la aspirina.

Sin embargo, la etnobotánica también advierte de que no todos los usos populares son seguros. Algunos remedios tradicionales carecen de respaldo científico o incluso pueden ser peligrosos si se emplean sin conocimiento de dosis o posibles efectos adversos. Un ejemplo de ello es la utilización de ciertas plantas purgantes en dosis elevadas, que pueden causar deshidratación o problemas intestinales graves.

En la práctica moderna, la etnobotánica actúa como un puente entre el conocimiento ancestral y la investigación farmacológica actual, permitiendo rescatar usos valiosos y al mismo tiempo descartar prácticas riesgosas.

7. Usos mágicos de las plantas. Alquimia y palingenesia, etc.

A lo largo de la historia, muchas plantas han tenido un papel que trasciende lo puramente medicinal o alimenticio para adentrarse en el terreno de lo mágico, simbólico y ritual. Estas creencias y prácticas, heredadas de antiguas culturas, han sido parte integral de la vida social y espiritual de distintas comunidades, y aún hoy forman parte del folklore popular.

En numerosas tradiciones, las plantas eran consideradas portadoras de energías o poderes capaces de influir en la salud, el destino o la protección personal. Por ejemplo, en la Edad Media, el romero se colocaba en las entradas de las casas para ahuyentar malos espíritus, y la ruda se llevaba como amuleto contra el mal de ojo.

La **alquimia**, disciplina precursora de la química moderna, también incorporó el uso de plantas en la búsqueda de la transformación y la purificación.

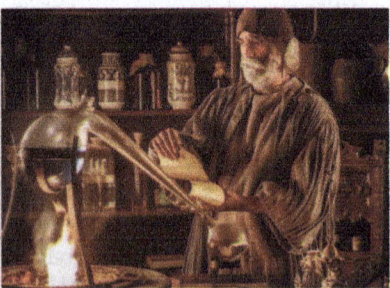

Fig. 8. Además de su interés en la transmutación de metales, los alquimistas trabajaban con extractos vegetales para preparar elixires, tónicos o sustancias que, según creían, podían prolongar la vida o mejorar la salud espiritual

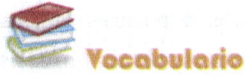

Vocabulario

Dentro de este contexto, aparece el concepto de **palingenesia**, que hacía referencia a la supuesta "resurrección" de una planta a partir de sus cenizas. Este procedimiento, documentado en textos alquímicos del Renacimiento, consistía en incinerar la planta, purificar sus sales y aceites, y recombinarlos para que la esencia "reviviera" simbólicamente. Más que un fenómeno real, se trataba de un acto cargado de simbolismo, representando el ciclo de muerte y renacimiento.

En distintas culturas, se han registrado prácticas que combinan lo medicinal con lo mágico:

Planta	Uso mágico tradicional	Contexto cultural
Ruda (Ruta graveolens)	Amuleto contra el mal de ojo	Folklore mediterráneo
Albahaca (Ocimum basilicum)	Atraer prosperidad y suerte	Tradición india y mediterránea
Verbena (Verbena officinalis)	Protecciones y rituales amorosos	Cultura celta
Salvia (Salvia officinalis)	Purificación de espacios	Pueblos nativos americanos y europeos
Ajo (Allium sativum)	Protección contra espíritus malignos	Tradición europea medieval

Si bien estas prácticas tienen un valor cultural e histórico indudable, es importante recordar que los **usos mágicos no tienen base científica**, y que las propiedades terapéuticas reales de las plantas dependen de sus principios activos y de una preparación adecuada. No obstante, la carga simbólica de estas tradiciones sigue teniendo un papel social y psicológico importante, ya que muchas veces reforzaban el efecto placebo y fomentaban la confianza en la curación.

En la actualidad, el estudio de estos usos se integra en la etnobotánica y la antropología cultural, ayudando a comprender cómo las comunidades humanas han interpretado y atribuido significados a su entorno vegetal.

Resumen

La manipulación de las plantas aromáticas y medicinales es una fase esencial para conservar su calidad y sus principios activos. Tras la recolección, es fundamental seleccionar el momento óptimo según la parte de la planta utilizada: hojas antes o durante la floración, flores al inicio de la misma, frutos y semillas en plena maduración y raíces o rizomas al final del ciclo vegetativo. La recolección debe realizarse en días secos, evitando la humedad del rocío, y utilizando métodos que no dañen la planta ni comprometan sus compuestos.

El secado tiene como objetivo detener la degradación y evitar la proliferación de microorganismos. Debe hacerse en lugares sombreados, bien ventilados, a temperaturas moderadas, evitando la exposición directa al sol para no destruir aceites esenciales y pigmentos. Una vez secas, las plantas se conservan en recipientes herméticos, protegidas de la luz, la humedad y el calor, utilizando envases de vidrio oscuro, papel o cartón bien cerrado.

Existen diversas técnicas de procesamiento para aprovechar los principios activos, como la infusión (para partes delicadas ricas en compuestos volátiles), la decocción (para estructuras más duras como raíces o cortezas), la maceración (en agua, aceite o alcohol), las tinturas (preparados concentrados en alcohol), la obtención de aceites esenciales (por destilación o presión) o la molienda para obtener polvos. La elección del método depende de la composición química y de la estabilidad de los principios activos.

Las aplicaciones farmacológicas de las plantas abarcan desde el tratamiento de síntomas concretos (dolor, tos, insomnio, problemas digestivos) hasta la prevención de enfermedades y el apoyo al bienestar general. Sin embargo, cada especie presenta contraindicaciones que deben conocerse para evitar interacciones con medicamentos o reacciones adversas. Además, muchas plantas comunes tienen usos menos conocidos, como la ortiga como verdura rica en hierro o el romero como conservante natural.

Los principios activos son compuestos químicos responsables de los efectos terapéuticos, y se clasifican en grupos como aceites esenciales, alcaloides, flavonoides, taninos, saponinas, glucósidos, mucílagos, ácidos orgánicos y principios amargos. Cada grupo presenta acciones terapéuticas específicas, desde propiedades antisépticas hasta efectos digestivos o sedantes, pero también puede implicar riesgos si se excede la dosis o se emplea de forma inadecuada.

Es fundamental reconocer que algunas plantas son tóxicas, alucinógenas o peligrosas, como la cicuta, la adelfa o el estramonio, cuyos principios activos pueden provocar intoxicaciones graves o la muerte. En muchos casos, el riesgo depende de la dosis y de la forma de uso, como ocurre con la digital, utilizada en cardiología bajo control médico estricto.

La etnobotánica estudia los usos populares de las plantas medicinales en distintas culturas, rescatando saberes tradicionales que han sido la base de la fitoterapia moderna. Estos usos varían según la región y el contexto cultural, combinando a menudo aplicaciones terapéuticas, culinarias o cosméticas. Por último, los usos mágicos de las plantas, presentes en el folklore y la alquimia, forman parte del patrimonio cultural, aunque carecen de base científica. Estos incluían amuletos protectores, rituales de purificación y prácticas simbólicas como la palingenesia, que representaba el renacimiento de la planta.

Glosario

Aceites esenciales

Mezcla concentrada de compuestos aromáticos volátiles presentes en ciertas plantas, responsables de su aroma y muchas de sus propiedades terapéuticas.

Alcaloides

Sustancias orgánicas nitrogenadas con actividad fisiológica intensa; algunas son medicamentos valiosos y otras, potentes venenos.

Decocción

Técnica de preparación en la que se hierven partes duras de la planta (raíces, cortezas, semillas) para extraer sus principios activos.

Destilación por arrastre de vapor

Método para obtener aceites esenciales mediante la acción del vapor de agua que arrastra los compuestos volátiles de la planta.

Etnobotánica

Disciplina que estudia la relación entre las plantas y las culturas humanas, especialmente en lo referente a sus usos tradicionales.

Flavonoides

Compuestos vegetales con propiedades antioxidantes, antiinflamatorias y protectoras de los vasos sanguíneos.

Glucósidos

Compuestos formados por una molécula de azúcar unida a otra con actividad biológica; algunos tienen efectos terapéuticos potentes.

Infusión

Preparación que consiste en verter agua caliente sobre partes blandas de la planta (flores, hojas) y dejarlas reposar para extraer los principios activos.

Maceración

Técnica en la que la planta se deja en contacto prolongado con un líquido (agua, aceite, alcohol) a temperatura ambiente para extraer sus compuestos.

Mucílagos

Sustancias vegetales viscosas que protegen y suavizan mucosas irritadas; se extraen mejor en frío.

Palingenesia

Concepto alquímico que hace referencia a la supuesta "resurrección" simbólica de una planta a partir de sus cenizas.

Plantas alucinógenas

Especies vegetales que, por su contenido en compuestos psicoactivos, pueden provocar alteraciones en la percepción, el pensamiento o el estado de ánimo.

Principios activos

Componentes químicos responsables de las propiedades medicinales de una planta.

Secado

Proceso de eliminación controlada de la humedad de la planta para conservar sus principios activos y evitar su deterioro.

Taninos

Compuestos con propiedades astringentes, cicatrizantes y antidiarreicas, presentes en cortezas, hojas y frutos.

Ejercicios de autoevaluación

1. **¿En qué momento es más recomendable recolectar las flores de manzanilla para conservar mejor sus principios activos?**

   a. Cuando están completamente marchitas.

   b. Durante la plena floración.

   c. Al inicio de la floración.

   d. Justo después de una lluvia abundante.

2. **¿Cuál es la temperatura óptima para el secado de la mayoría de las plantas medicinales?**

   a. 10 °C – 15 °C.

   b. 20 °C – 25 °C.

   c. 30 °C – 40 °C.

   d. Más de 50 °C.

3. **¿Qué tipo de envase es más adecuado para conservar plantas ricas en aceites esenciales?**

   a. Frascos de vidrio transparente expuestos a la luz.

   b. Bolsas de plástico finas.

   c. Frascos de vidrio oscuro herméticos.

   d. Envases metálicos sin tapa.

4. **¿Qué técnica de procesamiento consiste en hervir partes duras de la planta para extraer sus principios activos?**

   a. Infusión.

   b. Maceración.

   c. Decocción.

   d. Tintura.

5. ¿Qué técnica es más adecuada para extraer compuestos volátiles de plantas como la lavanda?

a. Decocción prolongada.

b. Maceración en agua fría.

c. Destilación por arrastre de vapor.

d. Triturado en polvo fino.

6. ¿Cuál es la principal indicación del hipérico (*Hypericum perforatum*) en fitoterapia?

a. Dolores musculares.

b. Tos y congestión.

c. Depresión leve y ansiedad.

d. Reflujo gastroesofágico.

7. ¿Qué planta, consumida en exceso, puede reducir la absorción de hierro por su contenido en taninos?

a. Menta.

b. Té.

c. Caléndula.

d. Lavanda.

8. ¿Qué grupo químico de principios activos actúa principalmente como antioxidante y vasoprotector?

a. Alcaloides.

b. Flavonoides.

c. Taninos.

d. Glucósidos.

9. **¿Cuál de estas plantas contiene glucósidos cardiotónicos y puede ser letal en dosis elevadas?**

   a. Ruda.
   b. Menta.
   c. Digital.
   d. Ajo.

10. **¿Qué planta alucinógena, usada en rituales, contiene alcaloides tropánicos y puede provocar delirios?**

   a. Romero.
   b. Caléndula.
   c. Estramonio.
   d. Orégano.

U. A. 6. Fitoterapia

Introducción

La fitoterapia es una de las prácticas terapéuticas más antiguas de la humanidad, basada en la utilización de plantas y sus derivados para la prevención, el alivio o el tratamiento de enfermedades. A lo largo de la historia, diferentes culturas han desarrollado un amplio conocimiento empírico sobre las propiedades curativas de numerosas especies vegetales, conocimiento que, en la actualidad, se complementa y valida mediante estudios científicos que investigan la composición química y los efectos de sus principios activos.

En esta unidad se abordará el empleo de las plantas medicinales en relación con los principales sistemas y aparatos del cuerpo humano, tales como el sistema inmunológico, el aparato digestivo, el sistema nervioso, el hígado y la vesícula biliar, el aparato urinario, el sistema cardiovascular, el aparato respiratorio, la piel y el metabolismo. Además, se explorarán grupos específicos como las plantas excitantes y aquellas con acción reguladora sobre funciones corporales clave.

La fitoterapia no solo requiere conocer las indicaciones y beneficios de cada planta, sino también sus posibles contraindicaciones, interacciones con medicamentos y riesgos derivados de un uso inadecuado. Por este motivo, la formación en este ámbito debe integrar tanto el saber tradicional como los criterios técnicos y científicos que garantizan una aplicación segura, eficaz y responsable.

Objetivos

- Definir el concepto de fitoterapia y su relación con la medicina tradicional y la medicina científica actual.
- Identificar las plantas medicinales más relevantes para cada sistema y aparato del cuerpo humano.
- Reconocer los principales principios activos responsables de la acción terapéutica de cada especie.
- Relacionar cada planta medicinal con sus usos, beneficios y posibles contraindicaciones.
- Analizar las interacciones potenciales entre tratamientos fitoterapéuticos y medicamentos de uso común.
- Aplicar criterios de uso seguro de la fitoterapia, considerando dosis, tiempos de tratamiento y condiciones individuales.
- Valorar la importancia del conocimiento etnobotánico y su papel en la preservación de la biodiversidad y el desarrollo de nuevas terapias.

1. El sistema inmunológico

El **sistema inmunológico** es el conjunto de órganos, células y mecanismos que protege al organismo frente a agentes patógenos como bacterias, virus, hongos y parásitos. Además, participa en la reparación de tejidos y en la vigilancia frente a células anómalas que podrían derivar en enfermedades graves.

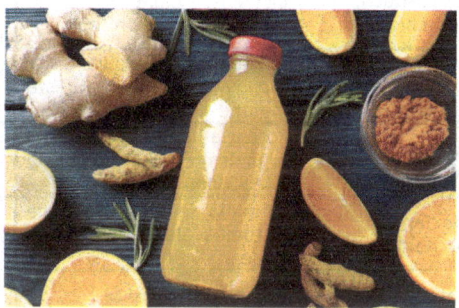

Fig. 1. La fitoterapia puede contribuir al correcto funcionamiento del sistema inmunológico tanto reforzando las defensas naturales como modulando respuestas inmunitarias excesivas que pueden provocar inflamación crónica o reacciones autoinmunes

El uso de plantas medicinales en este ámbito debe comprender dos grandes enfoques: el **fortalecimiento preventivo** en personas sanas, especialmente en épocas de riesgo como el invierno, y el **apoyo en procesos de recuperación** tras enfermedades o tratamientos que debilitan las defensas.

Para comprender mejor la relación entre plantas medicinales y sistema inmunológico, se presenta a continuación un cuadro que clasifica algunas de las especies más utilizadas, acompañadas de sus principales principios activos y efectos reconocidos:

Planta medicinal	Principios activos destacados	Acción sobre el sistema inmunológico	Observaciones de uso
Equinácea (*Echinacea purpurea*)	Alquilamidas, polisacáridos, ácido chicórico	Estimula la producción de glóbulos blancos y la actividad de macrófagos	Uso limitado a periodos de 8-10 semanas para evitar pérdida de eficacia
Ajo (*Allium sativum*)	Alicina, compuestos azufrados	Efecto antimicrobiano y modulador de la respuesta inmune	Puede interferir con anticoagulantes
Astrágalo (*Astragalus membranaceus*)	Saponinas, flavonoides	Potencia la resistencia del organismo frente a infecciones	Recomendado en prevención, no en fases agudas de fiebre
Sauco (*Sambucus nigra*)	Antocianinas, flavonoides	Estimula defensas y reduce síntomas de resfriados y gripe	Los frutos deben estar maduros para evitar toxicidad
Uña de gato (*Uncaria tomentosa*)	Alcaloides oxindólicos	Inmunoestimulante y antiinflamatoria	Evitar en embarazo y lactancia

Cuando se habla de la acción de estas plantas, es importante considerar que su efecto no es instantáneo ni sustituye a un tratamiento médico en casos graves. Actúan más bien como **coadyuvantes**, mejorando la capacidad del organismo para defenderse y recuperarse.

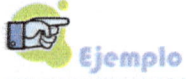
Ejemplo

Por ejemplo, una combinación frecuente en invierno es la infusión de equinácea y sauco, que puede tomarse durante unas semanas para prevenir resfriados en personas con tendencia a padecerlos. En cambio, en pacientes que ya presentan síntomas graves o fiebre alta, la prioridad debe ser la evaluación médica.

Es igualmente relevante advertir que **el exceso de estimulación del sistema inmune puede ser perjudicial** en personas con enfermedades autoinmunes, por lo que siempre debe valorarse cada caso individualmente.

2. El aparato digestivo

El **aparato digestivo** es el conjunto de órganos encargados de transformar los alimentos en nutrientes que el organismo pueda absorber y utilizar, además de eliminar los residuos que no son aprovechables. Está compuesto por la boca, esófago, estómago, intestino delgado, intestino grueso, hígado, vesícula biliar y páncreas, trabajando de manera coordinada.

Las plantas medicinales pueden actuar sobre este sistema de múltiples formas: mejorando la digestión, estimulando el apetito, regulando el tránsito intestinal, protegiendo la mucosa gástrica o favoreciendo la función hepática y biliar.

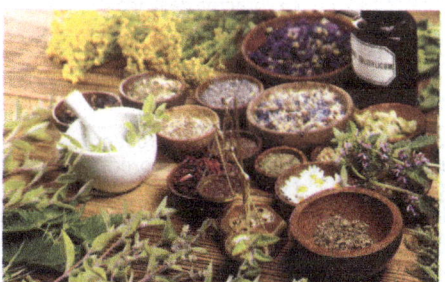

Fig. 2. Según sus efectos, las plantas se suelen clasificar en digestivas, carminativas, coleréticas, laxantes, antiinflamatorias, antidiarreicas y protectoras gástricas

A continuación, se presenta un cuadro que recoge algunas de las especies más utilizadas en fitoterapia para el cuidado del aparato digestivo, sus principios activos y las recomendaciones de uso más relevantes:

Planta medicinal	Principios activos destacados	Acción sobre el aparato digestivo	Observaciones de uso
Manzanilla (*Matricaria chamomilla*)	Aceite esencial (camazuleno, bisabolol), flavonoides	Calmante de espasmos, antiinflamatoria y carminativa	Adecuada en digestiones pesadas y gases; evitar concentraciones muy altas en personas alérgicas a compuestas
Menta (*Mentha piperita*)	Mentol, mentona	Efecto refrescante, antiespasmódico y carminativo	Útil en indigestión y síndrome de intestino irritable; no usar aceites esenciales puros sin diluir
Regaliz (*Glycyrrhiza glabra*)	Saponinas, glicirricina, flavonoides	Protector gástrico, antiinflamatorio	No recomendado en hipertensión por su efecto sobre la retención de sodio
Hinojo (*Foeniculum vulgare*)	Aceite esencial (anetol, fenchona)	Favorece la expulsión de gases, estimula la digestión	Habitual en infusiones tras comidas copiosas
Boldo (*Peumus boldus*)	Alcaloides (boldina), aceites esenciales	Estimula la producción de bilis, favorece la digestión de grasas	No usar en obstrucción biliar o cálculos grandes
Lino (*Linum usitatissimum*)	Mucílagos, ácidos grasos	Laxante suave y protector intestinal	Requiere abundante agua para evitar obstrucciones

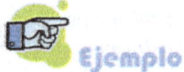 Ejemplo

Un ejemplo frecuente de uso es la infusión combinada de manzanilla e hinojo para aliviar molestias de gases y espasmos tras una comida copiosa. También, en personas con digestiones pesadas por exceso de grasa, se puede emplear boldo de forma puntual, siempre respetando las contraindicaciones.

En casos de diarrea leve, algunas plantas como el arroz blanco tostado (uso tradicional) o el té negro aportan taninos que ayudan a reducir la inflamación intestinal, aunque deben utilizarse únicamente como apoyo y no como sustitutos de la hidratación oral ni del tratamiento médico cuando sea necesario.

El empleo de plantas para el aparato digestivo debe ir acompañado de hábitos saludables como comer despacio, evitar el exceso de grasas saturadas y mantener una adecuada ingesta de fibra y líquidos, ya que la fitoterapia es más efectiva cuando forma parte de un conjunto de medidas preventivas y de cuidado diario.

3. El sistema nervioso

El sistema nervioso coordina y regula todas las funciones del organismo, integrando la información recibida del entorno y controlando las respuestas físicas y emocionales. Está formado por el sistema nervioso central (encéfalo y médula espinal) y el sistema nervioso periférico, que conecta el resto del cuerpo con el centro de control cerebral.

En fitoterapia, se emplean distintas plantas medicinales para modular la actividad nerviosa según la necesidad: algunas ayudan a calmar y reducir la ansiedad o el insomnio, mientras que otras estimulan la concentración y el estado de alerta.

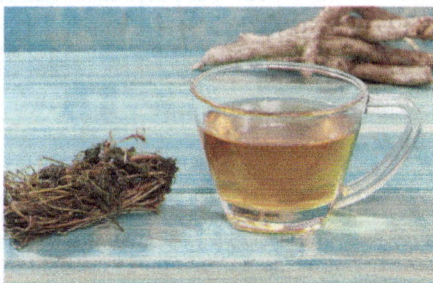

Fig. 3. La doble vertiente se traduce en dos grandes grupos: plantas sedantes y relajantes y plantas estimulantes y tonificantes

Para visualizar mejor las aplicaciones, se presenta a continuación un cuadro con algunas especies representativas, sus principales principios activos y observaciones sobre su uso:

Planta medicinal	Principios activos destacados	Acción sobre el sistema nervioso	Observaciones de uso
Valeriana (*Valeriana officinalis*)	Aceites esenciales (valerenal, valeranona), iridoides	Sedante suave, favorece el sueño y reduce la ansiedad	Puede potenciar el efecto de otros sedantes; evitar uso prolongado sin supervisión
Pasiflora (*Passiflora incarnata*)	Flavonoides, alcaloides	Relajante, ayuda en insomnio y estrés	Adecuada en nerviosismo leve; se emplea en infusión o extracto
Melisa (*Melissa officinalis*)	Aceite esencial (citral, citronelal), ácidos fenólicos	Calmante, digestivo y ansiolítico	Efecto suave; útil en ansiedad asociada a problemas digestivos
Ginkgo (*Ginkgo biloba*)	Flavonoides, lactonas terpénicas	Mejora la circulación cerebral y la memoria	Precaución en personas que toman anticoagulantes
Romero (*Rosmarinus officinalis*)	Aceite esencial (cineol, alcanfor), ácidos fenólicos	Estimulante y tonificante mental	Útil en periodos de fatiga intelectual; mejor en dosis moderadas
Té verde (*Camellia sinensis*)	Cafeína, catequinas	Estimulante suave, antioxidante	No recomendado en insomnio o ansiedad elevada

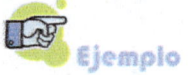 Ejemplo

Un ejemplo habitual en la práctica fitoterapéutica es la combinación de valeriana y pasiflora en personas con dificultad para dormir debido a estrés puntual, administrada en forma de infusión o cápsulas antes de acostarse. En cambio, para estudiantes en época de exámenes o personas con fatiga mental, es común recomendar ginkgo o romero para favorecer la concentración, siempre respetando las dosis y las posibles interacciones con otros fármacos.

Es fundamental recordar que la **dosificación y la duración del tratamiento** son claves para evitar efectos adversos. Las plantas con acción sedante pueden provocar somnolencia excesiva si se abusa de ellas, mientras que las estimulantes, si se usan en exceso, pueden generar nerviosismo o insomnio.

4. El hígado y la vesícula biliar

El **hígado** es uno de los órganos más importantes del organismo, encargado de metabolizar nutrientes, desintoxicar la sangre, almacenar energía y producir bilis, un líquido esencial para la digestión de las grasas. La vesícula biliar, por su parte, actúa como reservorio de la bilis, liberándola en el intestino cuando es necesaria.

La fitoterapia puede ayudar a estimular la producción y liberación de bilis (efecto colerético y colagogo), proteger las células hepáticas de daños producidos por toxinas o dietas poco saludables (efecto hepatoprotector) y favorecer la regeneración del tejido hepático tras una lesión. Estas acciones son útiles en situaciones como digestiones pesadas, sobrecarga hepática por exceso de grasas o como complemento en procesos de depuración.

A continuación, se presenta un cuadro con algunas plantas medicinales empleadas para el cuidado del hígado y la vesícula biliar, sus principios activos más destacados y las observaciones más relevantes para su uso seguro:

Planta medicinal	Principios activos destacados	Acción sobre hígado y vesícula biliar	Observaciones de uso
Cardo mariano (*Silybum marianum*)	Silimarina (flavonolignanos)	Potente hepatoprotector y regenerador celular	Útil en intoxicaciones hepáticas y hepatopatías; no sustituye tratamiento médico
Boldo (*Peumus boldus*)	Alcaloides (boldina), aceites esenciales	Estimula producción de bilis, facilita digestión de grasas	Evitar en obstrucción biliar o cálculos grandes
Alcachofa (*Cynara scolymus*)	Cinarina, ácidos fenólicos	Colerética, diurética y protectora hepática	Recomendada en digestiones pesadas y exceso de colesterol
Cúrcuma (*Curcuma longa*)	Curcuminoides, aceites esenciales	Colerética, antiinflamatoria y antioxidante	Mejor absorbida con pimienta negra; precaución en problemas de coagulación
Diente de león (*Taraxacum officinale*)	Inulina, sesquiterpenos	Estimula la secreción biliar y favorece la depuración	Efecto diurético; evitar en cálculos biliares obstructivos

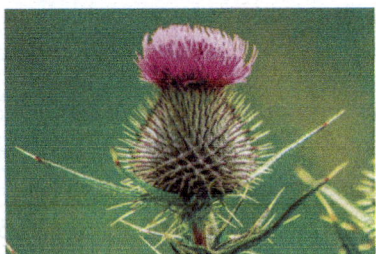

Fig. 4. Un ejemplo de uso habitual es la combinación de cardo mariano y alcachofa en cápsulas para apoyar la función hepática en personas con sobrecarga por dietas muy grasas o consumo de alcohol moderado

También es frecuente la infusión de diente de león y boldo tras comidas copiosas para favorecer la digestión, aunque siempre debe respetarse la dosis y considerar las contraindicaciones, especialmente en personas con cálculos biliares.

Es importante recordar que las plantas medicinales no sustituyen tratamientos médicos en enfermedades hepáticas graves como hepatitis o cirrosis, pero pueden emplearse como coadyuvantes en fases controladas y bajo supervisión profesional. Asimismo, la protección del hígado depende en gran medida de una dieta equilibrada, baja en grasas saturadas y alcohol, y de un estilo de vida saludable.

5. El aparato urinario

El **aparato urinario** está formado por los riñones, los uréteres, la vejiga y la uretra, y su función principal es filtrar la sangre para eliminar desechos y regular el equilibrio de líquidos y electrolitos en el organismo. Además, contribuye al control de la presión arterial y al mantenimiento de un pH sanguíneo adecuado.

En fitoterapia, las plantas medicinales empleadas para el aparato urinario pueden tener diferentes efectos: diurético (aumentar la producción de orina), antiséptico (prevenir o reducir infecciones urinarias), antiinflamatorio (reducir inflamación de vías urinarias) o litolítico (favorecer la disolución y expulsión de cálculos pequeños). Estas propiedades resultan útiles en casos como retención de líquidos, cistitis leves o prevención de cálculos renales.

A continuación, se presenta un cuadro con algunas de las plantas más empleadas para el cuidado del aparato urinario, sus principios activos y las recomendaciones más importantes para su uso:

Planta medicinal	Principios activos destacados	Acción sobre el aparato urinario	Observaciones de uso
Cola de caballo (*Equisetum arvense*)	Flavonoides, sales minerales (sílice, potasio)	Diurética, remineralizante	Evitar en insuficiencia renal grave; beber suficiente agua
Gayuba (*Arctostaphylos uva-ursi*)	Arbutósido, taninos	Antiséptica urinaria	Uso limitado a periodos cortos; evitar en embarazo
Perejil (*Petroselinum crispum*)	Aceite esencial (apiol, miristicina), flavonoides	Diurético y depurativo	No recomendado en embarazo por efecto uterotónico
Diente de león (*Taraxacum officinale*)	Inulina, potasio	Diurético suave y depurativo	Compatible con dietas depurativas; evitar en obstrucción biliar
Arándano rojo (*Vaccinium macrocarpon*)	Proantocianidinas	Prevención de infecciones urinarias recurrentes	No sustituye el tratamiento antibiótico en infecciones agudas

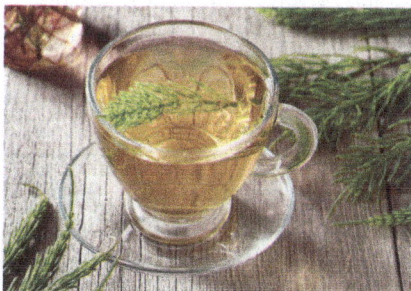

Fig. 5. Un ejemplo frecuente en la práctica es la combinación de colágeno de caballo (cola de caballo) como diurético suave con arándano rojo para personas con tendencia a sufrir cistitis recurrentes, especialmente en mujeres

En cambio, para un episodio agudo de infección, la fitoterapia puede ser un complemento, pero nunca debe sustituir a un tratamiento antibiótico prescrito por un médico.

En el caso de retención de líquidos asociada al calor o a dietas muy saladas, una infusión de **perejil fresco** o **diente de león** puede ayudar a estimular la diuresis, siempre que la persona no presente problemas renales graves.

Es fundamental recordar que un aumento de la diuresis implica una mayor pérdida de electrolitos, por lo que es recomendable mantener una adecuada hidratación y, en algunos casos, reforzar la dieta con alimentos ricos en potasio.

6. El corazón, las arterias, las venas y la sangre

El sistema cardiovascular está compuesto por el **corazón**, que actúa como bomba impulsora, y la **red de vasos sanguíneos** (arterias, venas y capilares) encargada de transportar la sangre, oxígeno y nutrientes a todas las células del cuerpo, además de recoger los productos de desecho para su eliminación. Mantener su buen funcionamiento es fundamental para prevenir enfermedades como la hipertensión, la arteriosclerosis, las varices o las alteraciones en la coagulación.

En fitoterapia, las plantas medicinales destinadas al cuidado del sistema cardiovascular pueden cumplir diversas funciones: mejorar la circulación sanguínea, proteger las paredes de los vasos, reducir la presión arterial, favorecer la elasticidad vascular y prevenir la agregación plaquetaria.

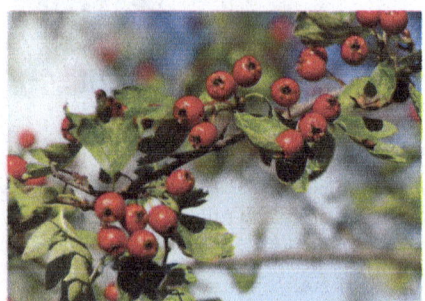

Fig. 6. Algunas especies también actúan como tónicos cardíacos, fortaleciendo la contracción del músculo cardiaco y regulando el ritmo

A continuación, se presenta un cuadro que resume algunas de las plantas más utilizadas para el corazón y la circulación, sus principios activos y recomendaciones de uso seguro:

Planta medicinal	Principios activos destacados	Acción sobre el sistema cardiovascular	Observaciones de uso
Espino blanco (*Crataegus monogyna*)	Flavonoides, procianidinas	Tónico cardíaco, vasodilatador coronario, regula el ritmo	Útil en arritmias leves y tensión arterial alta; efecto progresivo
Ajo (*Allium sativum*)	Alicina, compuestos azufrados	Hipotensor, antiagregante plaquetario, vasodilatador	Precaución en personas que toman anticoagulantes
Olivo (*Olea europaea*) – hojas	Oleuropeína, flavonoides	Hipotensor y antioxidante	Adecuado en hipertensión leve y moderada
Vid roja (*Vitis vinifera*) – hojas y semillas	Antocianidinas, taninos, resveratrol	Mejora la circulación venosa y la elasticidad capilar	Recomendada en varices y piernas cansadas
Ginkgo (*Ginkgo biloba*)	Flavonoides, lactonas terpénicas	Mejora la circulación periférica y cerebral	Precaución con anticoagulantes; no usar antes de cirugías
Cola de caballo (*Equisetum arvense*)	Flavonoides, sílice	Fortalece tejido conectivo vascular	Uso como complemento en fragilidad capilar

Un ejemplo frecuente es la utilización de espino blanco en infusión o cápsulas para mejorar la función cardíaca y controlar la tensión arterial en personas con estrés y taquicardia leve. En problemas de circulación venosa, como varices o sensación de piernas pesadas, se emplea habitualmente la vid roja, a menudo combinada con masajes y hábitos como elevar las piernas y evitar el sedentarismo.

En cuanto a la prevención cardiovascular, el ajo destaca por su capacidad para mejorar la fluidez de la sangre y reducir la presión arterial, siempre que se consuma de forma regular y en cantidades moderadas.

 **Importante**

Debe evitarse el uso excesivo de ajo en personas que toman anticoagulantes para prevenir hemorragias.

Es importante subrayar que las plantas medicinales no sustituyen a la medicación prescrita en casos de cardiopatías graves, pero pueden ser un apoyo eficaz en programas preventivos y de cuidado de la salud cardiovascular, siempre con supervisión profesional.

7. El aparato respiratorio

El **aparato respiratorio** está formado por las vías respiratorias (nariz, faringe, laringe, tráquea y bronquios) y los pulmones, órganos responsables de la captación de oxígeno y la eliminación de dióxido de carbono. También participa en funciones defensivas, filtrando partículas y microorganismos gracias a la mucosa y los cilios presentes en las vías respiratorias.

En fitoterapia, las plantas destinadas al cuidado del aparato respiratorio pueden ejercer diversas acciones: expectorante (facilitar la expulsión de mucosidad), mucolítica (reducir la viscosidad de las secreciones), antitusiva (calmar la tos seca), antiinflamatoria (reducir la irritación de las vías respiratorias) o antiséptica (combatir microorganismos). Además, algunas especies ayudan a fortalecer las defensas para prevenir resfriados o gripes.

A continuación, se presenta un cuadro con algunas de las plantas medicinales más utilizadas para el sistema respiratorio, junto con sus principios activos y observaciones para un uso seguro:

Planta medicinal	Principios activos destacados	Acción sobre el aparato respiratorio	Observaciones de uso
Tomillo (*Thymus vulgaris*)	Aceite esencial (timol, carvacrol)	Antiséptico, expectorante y antiinflamatorio	Adecuado en tos productiva y bronquitis; evitar aceites esenciales puros en niños pequeños
Eucalipto (*Eucalyptus globulus*)	Aceite esencial (eucaliptol)	Mucolítico, descongestionante nasal, antiséptico	Útil en inhalaciones y vahos; no recomendado en menores de 6 años en forma concentrada
Malvavisco (*Althaea officinalis*)	Mucílagos	Calmante de mucosas irritadas, antitusivo	Adecuado en tos seca y faringitis
Llantén (*Plantago major/lanceolata*)	Iridoides, mucílagos, taninos	Antiinflamatorio, calmante y antitusivo	Útil en irritación de garganta y vías respiratorias altas
Saúco (*Sambucus nigra*)	Antocianinas, flavonoides	Estimula defensas, ayuda en resfriados y gripe	Los frutos deben estar maduros para evitar toxicidad
Regaliz (*Glycyrrhiza glabra*)	Saponinas, glicirricina	Expectorante y antiinflamatorio	Evitar en hipertensión y retención de líquidos

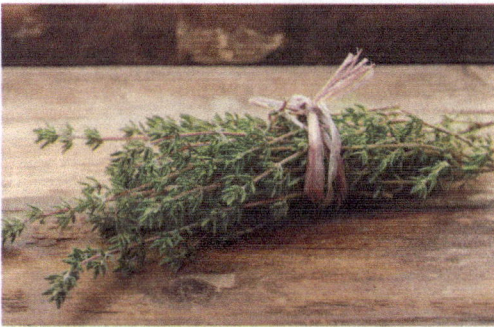

Fig. 7. En la práctica, una combinación común para aliviar resfriados es la infusión de tomillo y malvavisco, que actúa tanto sobre la mucosidad como sobre la irritación de garganta

En casos de congestión nasal, las inhalaciones con **eucalipto** o **menta** resultan muy eficaces, siempre que no se utilicen aceites esenciales concentrados en niños pequeños o personas asmáticas sin supervisión.

En el tratamiento preventivo, el **saúco** es muy valorado por su capacidad para reducir la duración y severidad de los síntomas gripales si se administra en los primeros días de la infección. Asimismo, el **llantén** es un recurso habitual para suavizar la tos seca persistente que aparece tras infecciones respiratorias.

Es fundamental acompañar el uso de plantas medicinales con medidas de apoyo como una adecuada hidratación, reposo, evitar cambios bruscos de temperatura y mantener una correcta humidificación ambiental, ya que estos hábitos potencian su efectividad y aceleran la recuperación.

8. Plantas excitantes

Las **plantas excitantes** son aquellas que estimulan el sistema nervioso central, aumentando el estado de alerta, reduciendo la sensación de fatiga y mejorando temporalmente la capacidad de concentración y el rendimiento físico o mental. Su acción se debe principalmente a la presencia de alcaloides, como la cafeína, la teobromina o la teofilina, que actúan bloqueando los receptores de adenosina en el cerebro, retrasando la sensación de cansancio.

Si bien pueden ser beneficiosas en determinadas circunstancias, un consumo excesivo puede provocar efectos adversos como nerviosismo, insomnio, taquicardia o irritabilidad. Por ello, es fundamental conocer sus propiedades, dosis recomendadas y posibles contraindicaciones.

A continuación, se presenta un cuadro con las plantas excitantes más comunes, sus principios activos principales y observaciones importantes para su uso:

Planta medicinal	Principios activos destacados	Acción principal	Observaciones de uso
Café (*Coffea arabica*)	Cafeína	Estimulante mental y físico	Un consumo moderado (2-3 tazas/día) puede mejorar el rendimiento; exceso puede causar insomnio y nerviosismo
Té (*Camellia sinensis*)	Cafeína, teanina, catequinas	Estimulante suave, antioxidante	La teanina modula la cafeína, generando un efecto más equilibrado que el café
Yerba mate (*Ilex paraguariensis*)	Cafeína, teobromina	Estimulante y diurético	Popular en infusión; evitar consumo excesivo por irritación gástrica
Guaraná (*Paullinia cupana*)	Cafeína (en alta concentración)	Estimulante intenso y prolongado	Usado en suplementos energéticos; no recomendado en hipertensión
Cacao (*Theobroma cacao*)	Teobromina, pequeñas cantidades de cafeína	Estimulante suave y vasodilatador	Presente en chocolate negro; efecto más leve que el café
Kola (*Cola acuminata*)	Cafeína, teobromina	Estimulante y tónico	Tradicional en refrescos y tónicos; puede incrementar la tensión arterial

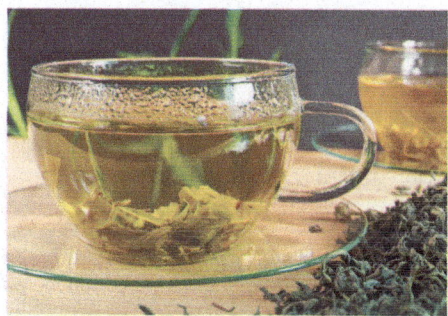

Fig. 8. Un ejemplo práctico de uso equilibrado sería la sustitución del café por té verde en personas sensibles a la cafeína, ya que la teanina presente en el té ayuda a reducir el nerviosismo y prolonga el efecto de alerta sin picos bruscos

En deportistas, el **guaraná** se utiliza como ingrediente de bebidas energéticas para mejorar el rendimiento, aunque siempre con moderación y bajo control de la cantidad total de cafeína diaria.

Es importante destacar que el consumo de plantas excitantes no debe sustituir el descanso y la alimentación adecuada como métodos para combatir la fatiga. Además, personas con hipertensión, arritmias o problemas de ansiedad deben limitar su uso o consultar con un profesional antes de incorporarlas de forma habitual.

9. Plantas para la piel

La **piel** es el órgano más extenso del cuerpo humano y actúa como una barrera protectora frente a agresiones externas, además de participar en funciones como la regulación de la temperatura y la percepción sensorial. Mantener su salud es fundamental para el bienestar general, y las plantas medicinales pueden contribuir tanto en prevención como en tratamiento de diversas alteraciones cutáneas.

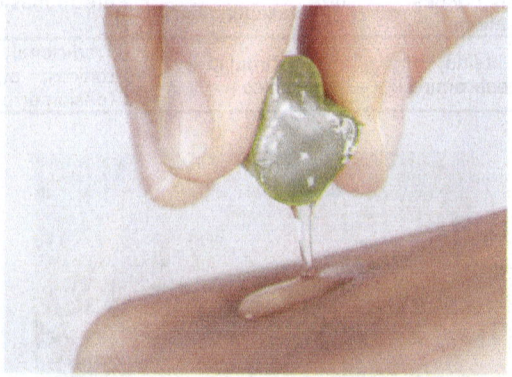

Fig. 9. En fitoterapia, las plantas para la piel se emplean por sus propiedades antiinflamatorias, cicatrizantes, antisépticas, hidratantes o regeneradoras

Pueden aplicarse tópicamente (en cremas, ungüentos, cataplasmas o baños) o, en algunos casos, por vía interna para favorecer la salud cutánea desde el interior, especialmente cuando las alteraciones están relacionadas con procesos metabólicos o inflamatorios.

A continuación, se presenta un cuadro con algunas plantas ampliamente utilizadas para el cuidado de la piel, junto con sus principios activos más relevantes y observaciones para su aplicación:

Planta medicinal	Principios activos destacados	Acción sobre la piel	Observaciones de uso
Aloe vera (*Aloe barbadensis*)	Aloína, acemanano, mucílagos	Hidratante, cicatrizante, antiinflamatoria	Aplicar gel puro sobre quemaduras leves, irritaciones y heridas superficiales
Caléndula (*Calendula officinalis*)	Flavonoides, triterpenos, carotenoides	Regeneradora, antiinflamatoria, antiséptica	Útil en dermatitis, eccemas y piel sensible
Manzanilla (*Matricaria chamomilla*)	Aceite esencial (bisabolol, camazuleno), flavonoides	Calmante, antiinflamatoria	Empleada en compresas y baños para piel irritada
Árbol del té (*Melaleuca alternifolia*)	Aceite esencial (terpinen-4-ol)	Antiséptico y antimicrobiano	Eficaz en acné; aplicar siempre diluido
Lavanda (*Lavandula angustifolia*)	Aceite esencial (linalol, acetato de linalilo)	Calmante, cicatrizante, antiséptica	En aceite diluido o cremas para heridas y quemaduras leves
Bardana (*Arctium lappa*)	Inulina, ácidos fenólicos	Depurativa, ayuda en acné y piel grasa	Uso interno como infusión o extracto para apoyo depurativo

Un ejemplo frecuente de aplicación es el gel de aloe vera para aliviar quemaduras solares, gracias a su acción refrescante y regeneradora. En casos de piel sensible o irritada, las cremas con caléndula ayudan a reducir la inflamación y favorecer la cicatrización. Para problemas de acné, el aceite esencial de árbol del té se aplica de forma localizada, siempre diluido para evitar irritaciones.

En tratamientos combinados, la bardana por vía interna junto con el uso tópico de lavanda o caléndula puede mejorar problemas cutáneos relacionados con toxinas internas o desequilibrios hormonales.

Es fundamental recordar que, aunque las plantas para la piel suelen ser seguras, siempre conviene realizar una prueba de tolerancia antes de su uso tópico, especialmente con aceites esenciales, para evitar reacciones alérgicas.

10. Plantas que regulan el metabolismo

El **metabolismo** es el conjunto de reacciones químicas que permiten al organismo obtener energía, sintetizar componentes esenciales y eliminar productos de desecho. Su correcto funcionamiento depende de factores como la genética, la alimentación, la actividad física y el estado hormonal.

En fitoterapia, se emplean plantas que estimulan, modulan o equilibran procesos metabólicos, ayudando a regular el gasto energético, el aprovechamiento de nutrientes, el nivel de azúcar en sangre o el metabolismo de grasas. Estas plantas pueden tener aplicaciones en el control del peso, la prevención del síndrome metabólico y la mejora de la energía general, siempre como complemento de hábitos de vida saludables.

A continuación, se presenta un cuadro con algunas especies vegetales utilizadas para regular el metabolismo, junto con sus principales principios activos y observaciones relevantes para su uso:

Planta medicinal	Principios activos destacados	Acción sobre el metabolismo	Observaciones de uso
Té verde (*Camellia sinensis*)	Catequinas, cafeína	Aumenta el gasto energético y la oxidación de grasas	Útil en control de peso; evitar en hipertensión no controlada
Canela (*Cinnamomum verum, C. cassia*)	Cinamaldehído, polifenoles	Mejora la sensibilidad a la insulina y regula glucemia	Evitar dosis muy altas en embarazo y en problemas hepáticos
Ginseng (*Panax ginseng*)	Ginsenósidos	Adaptógeno, mejora energía y resistencia	No usar en hipertensión grave o insomnio
Fenogreco (*Trigonella foenum-graecum*)	Saponinas, mucílagos	Regula glucosa y lípidos en sangre	Puede producir olor corporal intenso; evitar en embarazo
Fucus (*Fucus vesiculosus*)	Yodo, mucílagos	Estimula metabolismo basal	No usar en hipertiroidismo; controlar ingesta de yodo
Garcinia (*Garcinia cambogia*)	Ácido hidroxicítrico	Reduce apetito y síntesis de grasas	Evitar en embarazo y lactancia

Un ejemplo práctico es el uso de té verde como complemento en programas de control de peso, ya que ayuda a aumentar la oxidación de grasas y aporta antioxidantes beneficiosos para la salud.

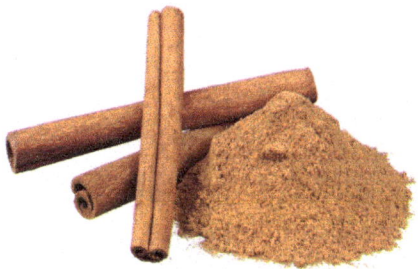

Fig. 10. En personas con resistencia a la insulina o diabetes tipo 2 leve, la canela puede ayudar a mejorar el control glucémico, siempre integrada en la dieta y bajo supervisión médica

En casos de fatiga o bajo rendimiento físico, el ginseng se emplea como adaptógeno, contribuyendo a mejorar la resistencia y la capacidad de respuesta del organismo al estrés. Por su parte, el fucus es tradicional en preparados para estimular el metabolismo en personas con sobrepeso, aunque debe usarse con precaución en casos de problemas tiroideos.

Es importante recalcar que las plantas que regulan el metabolismo no son un sustituto de la alimentación equilibrada ni del ejercicio físico, y su efectividad se maximiza cuando forman parte de un plan integral de salud. Además, la supervisión profesional es clave para evitar interacciones o efectos adversos, especialmente en personas con

Resumen

La fitoterapia es la utilización de plantas medicinales y sus derivados para prevenir, aliviar o tratar diversas alteraciones de la salud. Su aplicación combina el conocimiento tradicional con la evidencia científica, teniendo en cuenta no solo los beneficios, sino también las posibles contraindicaciones y riesgos. Cada grupo de plantas ejerce su acción sobre uno o varios sistemas del organismo, contribuyendo a su equilibrio y funcionamiento correcto.

En el cuidado del sistema inmunológico, destacan especies como la equinácea, el ajo o el astrágalo, que ayudan a estimular las defensas y mejorar la resistencia frente a infecciones. Su uso suele ser preventivo o como apoyo durante la recuperación, evitando tratamientos excesivamente prolongados.

Para el aparato digestivo, se emplean plantas como la manzanilla, el hinojo, el boldo o la menta, que favorecen la digestión, reducen gases, protegen la mucosa gástrica y regulan el tránsito intestinal. Cada una tiene indicaciones específicas, y es importante respetar las dosis y condiciones de uso.

En relación con el sistema nervioso, algunas plantas tienen acción sedante, como la valeriana, la pasiflora o la melisa, mientras que otras, como el ginkgo o el romero, actúan como estimulantes y mejoran la concentración. La elección depende de si se busca calmar o activar el sistema nervioso.

El hígado y la vesícula biliar se benefician de plantas como el cardo mariano, la alcachofa, el boldo o el diente de león, que estimulan la producción y liberación de bilis, facilitan la digestión de grasas y protegen las células hepáticas. Son útiles en sobrecargas digestivas y en el apoyo de la función hepática.

En el aparato urinario, especies como la cola de caballo, la gayuba o el arándano rojo se emplean para aumentar la producción de orina, prevenir infecciones y favorecer la depuración. Su uso debe acompañarse de una adecuada hidratación.

Para el sistema cardiovascular, el espino blanco, el ajo o la vid roja mejoran la circulación, regulan la presión arterial y fortalecen las paredes de los vasos sanguíneos. Estos remedios son más efectivos como complemento preventivo que como tratamiento principal en enfermedades graves.

En el aparato respiratorio, plantas como el tomillo, el eucalipto, el malvavisco o el llantén ayudan a despejar las vías respiratorias, reducir la inflamación, calmar la tos y facilitar la expulsión de mucosidad. Se utilizan tanto en infusión como en inhalaciones o extractos.

Las plantas excitantes, como el café, el té, el guaraná o la yerba mate, estimulan el sistema nervioso central, reducen la fatiga y mejoran el estado de alerta. Su uso debe ser moderado para evitar insomnio, nerviosismo o alteraciones cardiovasculares.

En el cuidado de la piel, el aloe vera, la caléndula o la lavanda se emplean por sus propiedades cicatrizantes, calmantes y regeneradoras, mientras que plantas depurativas como la bardana ayudan a mejorar la salud cutánea desde el interior.

Por último, algunas especies regulan el metabolismo, como el té verde, la canela, el ginseng o el fucus, que pueden favorecer el control de peso, mejorar el uso de la glucosa y aumentar el gasto energético. Deben integrarse siempre en un estilo de vida saludable para que su efecto sea efectivo y seguro.

En conjunto, la fitoterapia ofrece un abanico de recursos naturales que, aplicados con conocimiento y precaución, pueden apoyar el bienestar general y la prevención de diversas alteraciones, siempre como complemento a hábitos saludables y, cuando sea necesario, al tratamiento médico.

Glosario

Adaptógeno

Sustancia natural que ayuda al organismo a aumentar su resistencia al estrés físico, mental o ambiental, favoreciendo el equilibrio interno.

Antiespasmódico

Sustancia que reduce o previene espasmos musculares, especialmente en el aparato digestivo o respiratorio.

Antiséptico

Sustancia que destruye o inhibe el crecimiento de microorganismos en tejidos vivos, evitando infecciones.

Antiagregante plaquetario

Sustancia que evita que las plaquetas se agrupen, reduciendo el riesgo de formación de coágulos en la sangre.

Colagogo

Sustancia que favorece la expulsión de bilis desde la vesícula biliar hacia el intestino.

Colerético

Sustancia que estimula la producción de bilis por el hígado.

Diurético

Sustancia que aumenta la producción y eliminación de orina, ayudando a eliminar líquidos y toxinas.

Expectorante

Sustancia que facilita la expulsión de mucosidad de las vías respiratorias.

Fitoterapia

Uso de plantas medicinales y sus derivados con fines preventivos, curativos o de apoyo en el tratamiento de enfermedades.

Hepatoprotector

Sustancia que protege las células del hígado frente a daños causados por toxinas, medicamentos o enfermedades.

Hipotensor

Sustancia que contribuye a disminuir la presión arterial.

Mucolítico

Sustancia que reduce la viscosidad de las secreciones mucosas, facilitando su expulsión.

Principios activos

Compuestos químicos presentes en las plantas responsables de sus efectos terapéuticos.

Sedante

Sustancia que reduce la actividad del sistema nervioso, ayudando a calmar la ansiedad o favorecer el sueño.

Tónico cardíaco

Sustancia que mejor la fuerza y eficiencia de la contracción del músculo cardíaco.

Ejercicios de autoevaluación

1. ¿Qué función principal cumple la equinácea en el sistema inmunológico?

  a. Reducir la producción de bilis.

  b. Disminuir la presión arterial.

  c. Estimular la producción de glóbulos blancos.

  d. Aumentar la absorción de calcio.

2. ¿Qué principio activo del ajo le confiere propiedades antimicrobianas?

  a. Timol.

  b. Alicina.

  c. Curcumina.

  d. Arbutósido.

3. ¿Cuál de estas plantas es especialmente útil para aliviar gases y espasmos tras comidas copiosas?

  a. Aloe vera.

  b. Hinojo.

  c. Ginkgo biloba.

  d. Cola de caballo.

4. El boldo es adecuado para:

  a. Mejorar la memoria y la concentración.

  b. Favorecer la digestión de grasas estimulando la bilis.

  c. Calmar la tos seca.

  d. Regular la tensión arterial.

5. ¿Qué compuesto del cardo mariano ejerce un potente efecto hepatoprotector?

a. Cinarina.

b. Glicirricina.

c. Silimarina.

d. Mentol.

6. ¿Qué planta, utilizada en fitoterapia, es diurética y remineralizante?

a. Saúco.

b. Ginseng.

c. Pasiflora.

d. Cola de caballo.

7. El arándano rojo es reconocido por su capacidad para:

a. Regular el metabolismo basal.

b. Prevenir infecciones urinarias recurrentes.

c. Reducir la inflamación articular.

d. Mejorar la circulación venosa.

8. ¿Qué planta actúa como tónico cardíaco y vasodilatador coronario?

a. Té verde.

b. Espino blanco.

c. Tomillo.

d. Canela.

9. **El ajo, además de sus propiedades antimicrobianas, en el sistema cardiovascular actúa como:**

   a. Laxante y protector gástrico.

   b. Hipotensor y antiagregante plaquetario.

   c. Expectorante y mucolítico.

   d. Sedante suave.

10. **¿Cuál de las siguientes plantas se utiliza como expectorante y antiséptico en el aparato respiratorio?**

    a. Tomillo.

    b. Bardana.

    c. Canela.

    d. Fucus.

U. A. 7. Otros conceptos y usos de las plantas aromáticas y medicinales

Introducción

Las plantas aromáticas y medicinales han acompañado al ser humano a lo largo de la historia no solo como recurso terapéutico o culinario, sino también como elemento cultural, simbólico y económico. Su valor trasciende el ámbito de la fitoterapia, ya que participan en tradiciones populares, rituales, cosmética natural, aromaterapia, control de plagas, producción de aceites esenciales y elaboración de productos artesanales.

En la actualidad, el aprovechamiento integral de estas plantas se orienta tanto hacia el consumo doméstico como hacia el mercado global, abarcando sectores como la industria farmacéutica, alimentaria, cosmética y turística. Comprender estos usos diversos no solo permite ampliar el conocimiento técnico, sino también identificar oportunidades de innovación y desarrollo económico sostenible en torno a ellas.

Objetivos

- Definir y contextualizar los conceptos más relevantes asociados a los usos alternativos de las plantas aromáticas y medicinales.
- Reconocer y describir aplicaciones no terapéuticas, como usos culinarios, cosméticos, ornamentales y artesanales.
- Analizar la importancia cultural y social de estas plantas en tradiciones, rituales y prácticas etnobotánicas.
- Identificar productos y subproductos derivados de plantas aromáticas y medicinales con valor comercial.
- Relacionar las características botánicas y químicas de las plantas con sus posibles aplicaciones en diferentes sectores productivos.
- Valorar el potencial económico y de sostenibilidad asociado al aprovechamiento integral de estas especies.

1. Conceptos y usos

A modo de punto de partida, se entiende por plantas aromáticas y medicinales (PAM) aquellas especies vegetales que contienen metabolitos secundarios (aceites esenciales, alcaloides, flavonoides, taninos, saponinas, entre otros) con propiedades organolépticas (aroma, sabor) y/o efectos biológicos útiles en el hogar, la cocina, la cosmética, la agricultura y el bienestar. En esta unidad se presentan los usos más frecuentes y criterios prácticos para su aplicación segura y sostenible, integrando ejemplos, pasos operativos y materiales básicos de trabajo.

A. Panorama general de conceptos y tipologías de uso

Para enmarcar el estudio, primero se describen **cinco grandes ámbitos** donde las PAM tienen presencia práctica en la vida diaria y en actividades productivas:

- En una primera aproximación, puede clasificarse su aplicación en culinaria, cosmética y cuidado personal, aromaterapia y bienestar, agricultura y control biológico, y hogar y artesanía.
- En términos de transformación, conviene distinguir entre uso de planta fresca, planta seca, infusiones/decocciones, tinturas, macerados en aceite, oleatos, ungüentos, destilación de aceites esenciales y extracción de hidrolatos.
- En cuanto a seguridad, resulta imprescindible valorar contraindicaciones, interacciones y vías de uso (tópica, atmosférica, ingestión tradicional) antes de cualquier aplicación.

Anotación

En el contexto de esta unidad, se privilegia una orientación didáctica y doméstica con referencias a buenas prácticas; no sustituye el criterio de un profesional sanitario ni las normativas específicas que apliquen en productos alimentarios, cosméticos o sanitarios.

B. Usos culinarios (sabor, conservación y funcionalidad)

Para una utilización básica en cocina, se presentan pautas prácticas con finalidad organoléptica y tecnológica sencilla:

- Como regla general, las hojas tiernas (p. ej., albahaca, perejil, cilantro) conservan mejor su aroma en fresco y se añaden al final de la cocción; los tallos leñosos (p. ej., romero, tomillo) toleran mejor cocciones largas y aromatizan caldos y asados.

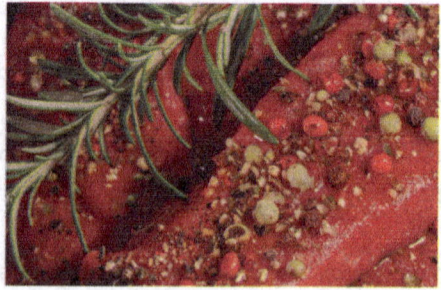

Fig. 1. En marinados, conviene combinar ácido + sal + aceite + hierba aromática, lo cual ayuda a sazonar y ablandar ciertas matrices alimentarias

- Para aceites aromatizados de uso inmediato (consumo rápido), se sugiere macerar en frío hojas limpias y secas en aceite de oliva durante 24–72 h, filtrando después.

A continuación, se incluye una tabla sintética con especies de uso culinario común, introduciéndola con una oración para facilitar su lectura: a efectos de planificar la despensa, resulta útil relacionar la especie, su parte útil, notas de sabor y combinaciones típicas:

Especie (nombre común)	Parte útil principal	Nota de sabor	Combinaciones prácticas	Precaución de uso
Albahaca (*Ocimum basilicum*)	Hojas tiernas	Fresca, anisada	Tomate, pasta, pesto, quesos frescos	Evitar cocciones largas: pierde aroma
Romero (*Salvia rosmarinus*)	Hojas, tallos	Resinosa, balsámica	Asados, patatas, pan, aceites	Moderar cantidad por potencia
Tomillo (*Thymus vulgaris*)	Hojas, flores	Cálida, herbal	Guisos, legumbres, escabeches	Puede resultar dominante
Orégano (*Origanum vulgare*)	Hojas secas	Intensa, mediterránea	Pizza, salsas rojas, adobos	Mejorar digestibilidad con cocción
Menta (*Mentha spp.*)	Hojas	Fresca, mentolada	Ensaladas, cuscús, bebidas	Evitar exceso en platos calientes
Salvia (*Salvia officinalis*)	Hojas	Fuerte, alcanforada	Mantequilla noisette, gnocchi	Usar con mesura por potencia

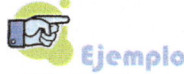
Ejemplo

Un ejemplo de aliño rápido aromático es el siguiente: Mezclar 3 partes de aceite de oliva, 1 parte de zumo de limón, 1 cucharadita de miel, una pizca de sal y hojas de menta picadas. Agitar y usar en ensaladas de pepino y yogur.

C. Aromaterapia y bienestar (uso atmosférico y tópico responsable)

Con finalidad ambiental o tópica no medicinal, algunas PAM se aplican como hidrolatos o aceites esenciales diluidos:

- Para difusión atmosférica, se recomienda difusor ultrasónico con 3–5 gotas de aceite esencial en agua, ventilando la estancia y limitando el tiempo (p. ej., 15–20 minutos).

- Para uso tópico no terapéutico, se propone dilución en aceite portador (almendra, jojoba, oliva) al 1–2% en adultos sanos; evitar contacto con mucosas y ojos.
- Es aconsejable prueba de parche cutáneo 24 h antes y evitar en embarazadas, lactantes, menores y personas con patologías salvo indicación profesional.

Con el fin de seleccionar aromas adecuados al contexto de uso, resulta útil distinguir perfil olfativo y uso doméstico típico:

Aceite esencial / Hidrolato	Perfil	Uso doméstico típico	Observación práctica
Lavanda (AE / Hidrolato)	Floral, calmante	Ropa de cama, descanso	Preferir hidrolato en tejidos
Limón (AE)	Cítrico, fresco	Cocina, limpieza	Fotosensibilizante en tópica
Eucalipto (AE)	Balsámico	Ambientes invernales	Difundir en periodos breves
Árbol del té (AE)	Herbal, penetrante	Limpieza puntual	Olor intenso: ventilar

Anotación

"AE" alude a aceite esencial. Los hidrolatos (aguas de destilación) son más suaves y suelen ser preferibles en textiles o ambientación ligera.

D. Cosmética natural y cuidado personal (preparaciones sencillas)

Para realizar preparaciones básicas en el hogar con un enfoque didáctico:

- Un oleato se obtiene macerando (7–14 días) planta seca (para evitar humedad) en aceite vegetal, agitándolo a diario y filtrando al final.
- Un bálsamo labial básico puede elaborarse con oleato + cera de abeja (aprox. 90:10), virtiendo en envases limpios.

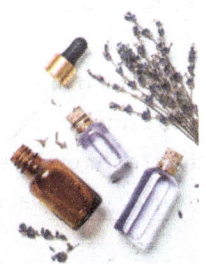

Fig. 2. Un tónico suave puede prepararse con hidrolato de lavanda o rosa, conservando en nevera y usando en 7–10 días

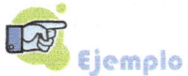

Un ejemplo de oleato de caléndula para manos: llenar 1/3 del frasco con caléndula seca y completar con aceite de oliva. Macerar 14 días al abrigo de la luz, filtrar, etiquetar con fecha y contenido.

E. Agricultura, huerto y control de plagas (asociaciones y preparados)

En la huerta, muchas **PAM** se utilizan como plantas compañeras por su capacidad de atraer polinizadores o repeler insectos.

Con el objetivo de planificar asociaciones beneficiosas en bancales, a continuación, se relacionan cultivo principal, planta compañera y efecto esperado:

Cultivo principal	Planta compañera	Efecto esperado	Observación
Tomate	Albahaca	Mejora organoléptica y polinizadores	Dejar aireación entre plantas
Coles	Tomillo/Salvia	Dificulta llegada de mariposa de la col	Rotar parcelas cada campaña
Zanahoria	Romero	Aroma en bordes, confusión de plagas	No sombrear excesivamente
Leguminosas	Menta	Atracción de auxiliares	Contener raíces (invasiva)

Además de las asociaciones, se emplean infusiones y macerados:

- **Infusión de ajo**: 20 g de ajo machacado en 1 L de agua caliente, reposo 12 h, colar y pulverizar en la tarde.
- **Macerado de ortiga** (no aromática pero frecuente en huertos): 1 kg/10 L, fermentar 7–10 días, diluir 1:10 y aplicar como **bioestimulante**.

Importante

Siempre etiquetar cada preparado con fecha y dilución; realizar prueba en una pequeña zona antes de tratar la parcela completa.

F. Hogar y artesanía (sachés, ambientadores, limpieza)

Para usos cotidianos no culinarios:

- Sachés antipolillas con lavanda seca y cedro en armarios.
- Vinagres aromatizados (para limpieza): macerar cáscaras de cítricos y romero en vinagre blanco 7–10 días; colar y diluir 1:1 con agua para superficies no delicadas.
- Velas con oleatos o con aceites esenciales en bajas dosis (añadir al final, con cera templada).

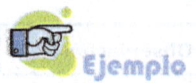
Ejemplo

Ejemplo (saché de cajón): Rellenar una bolsita de algodón con lavanda seca y una cucharadita de romero; cerrar y colocar en cajones de ropa blanca.

G. De la planta al producto: métodos de preparación y criterios de elección

Para seleccionar el método adecuado, conviene considerar parte de la planta, termosensibilidad del aroma, uso final y seguridad.

Con el propósito de alinear objetivo de uso y técnica de preparación, se comparan métodos habituales:

Método	Dificultad	Rendimiento aromático	Uso típico	Observaciones
Infusión (agua caliente)	Baja	Medio (volátiles moderados)	Bebidas, compresas	Hojas/flores; no hervir prolongadamente
Decocción (hervor)	Media	Medio-alto (compuestos menos volátiles)	Raíces, cortezas	Puede perder notas aromáticas finas
Macerado en aceite (oleato)	Baja	Medio	Tópico, cocina	Usar **planta seca** y filtrar bien
Tintura (alcohol)	Media	Alto (extractivo)	Preparados técnicos	Requiere etiquetado y resguardo
Destilación (AE/hidrolato)	Alta	Muy alto (volátiles)	Aromaterapia, ambientación	Precisa alambique y protocolos

H. Etnobotánica y cultura (usos tradicionales con mirada crítica)

Los usos tradicionales y simbólicos han acompañado a muchas **PAM**: ramos protectores en puertas, fumigaciones rituales, baños aromáticos festivos.

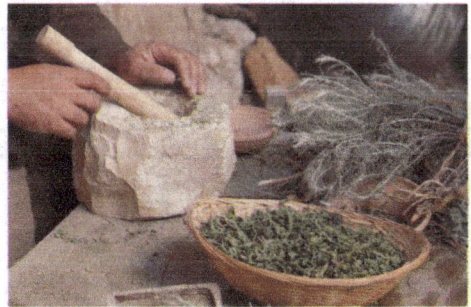

Fig. 3. En una perspectiva didáctica, se promueve respeto cultural y pensamiento crítico: valorar el contexto histórico y distinguir entre costumbre, creencia y evidencia

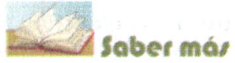 **Saber más**

Explorar herbarios locales y museos etnográficos de la región puede aportar ejemplos de usos populares y nombres vernáculos relevantes para proyectos educativos.

I. Seguridad y buenas prácticas (principios básicos)

Antes de cualquier uso, resultan esenciales buenas prácticas:

- Identificar correctamente la especie (nombre científico) y parte usada.
- Evitar excesos: más no siempre es mejor (especialmente con aceites esenciales).
- Considerar alergias, embarazo/lactancia, edad y condición médica.
- Etiquetar con contenido, fecha y diluciones; conservar al abrigo de luz y calor.
- En cosmética casera, usar utillaje limpio, envases opacos y pruebas de parche.

Se incluye una tabla que describe precauciones, usos y compuestos de distintas especies:

Especie	Compuesto(s) relevante(s)	Uso frecuente	Precaución clave
Lavanda	Linalol, acetato de linalilo	Hidrolatos, difusor	Posibles sensibilizaciones cutáneas
Eucalipto	1,8-cineol	Difusor	Evitar en menores y asmáticos sin guía
Árbol del té	Terpinen-4-ol	Limpieza tópica puntual	No ingerir; irritación en piel sensible
Salvia	Tujona (según especie)	Cocina moderada	Evitar excesos; evaluar situación personal
Romero	Cineol, alfa-pineno	Asados, aceites	Potente: moderar dosis culinaria

J. Sostenibilidad, economía y trazabilidad

Por último, desde una perspectiva responsable, se recomienda:

- Priorizar cultivo doméstico o proveedores con buenas prácticas (rotaciones, control manual de plagas, secado higiénico).
- Favorecer embalajes reutilizables y compras a granel donde sea posible.
- Mantener registros (cuaderno de huerto, fichas de lote) con origen, fecha de cosecha y método de secado.

Resumen

Las plantas aromáticas y medicinales (PAM) son especies vegetales que contienen compuestos activos con propiedades aromáticas, saborizantes o beneficiosas para la salud y el bienestar. Su valor no se limita a la fitoterapia, sino que se extiende a usos culinarios, cosméticos, agrícolas, artesanales y culturales. El aprovechamiento integral de estas plantas permite no solo diversificar aplicaciones, sino también fomentar prácticas sostenibles y aprovechar su potencial económico.

En el ámbito culinario, se emplean principalmente hojas, flores y tallos para aportar aroma y sabor a los alimentos. Las hojas tiernas, como la albahaca o el perejil, se utilizan frescas y se añaden al final de la cocción, mientras que los tallos leñosos, como el romero o el tomillo, resisten cocciones prolongadas. También se elaboran aceites aromatizados, marinados y vinagres, siempre cuidando la higiene y evitando almacenamientos prolongados si se emplea planta fresca.

En aromaterapia y bienestar, los aceites esenciales y los hidrolatos se usan con fines ambientales o tópicos no medicinales. Deben emplearse diluidos y en cantidades moderadas, respetando tiempos cortos de difusión y evitando su uso en personas sensibles, embarazadas o niños sin supervisión. Los hidrolatos son más suaves y recomendables en textiles o como tónicos ligeros.

En la cosmética natural, las PAM se integran en oleatos, bálsamos y tónicos, aprovechando sus propiedades aromáticas y suavizantes. Es fundamental utilizar planta seca para macerados en aceite, filtrar bien y etiquetar los preparados, respetando la higiene y la vida útil de cada producto.

En la agricultura y el huerto, ciertas plantas aromáticas actúan como repelentes de plagas o atraen insectos beneficiosos. Asociaciones como tomate con albahaca o coles con tomillo mejoran la biodiversidad y reducen el uso de pesticidas. Además, se preparan infusiones o macerados naturales para tratamiento y bioestimulación de cultivos.

En el hogar y la artesanía, las PAM se emplean en sachés antipolillas, vinagres aromatizados para limpieza o velas naturales. Estos usos requieren cantidades moderadas y un almacenamiento adecuado para conservar sus propiedades.

Es fundamental la seguridad y trazabilidad: identificar correctamente la especie, conocer sus compuestos activos, evitar excesos, etiquetar con fecha y contenido, y tener en cuenta alergias o contraindicaciones. Algunas plantas contienen componentes que pueden causar reacciones adversas si se usan inadecuadamente.

Por último, la sostenibilidad es clave en el uso de PAM. Cultivar en casa, adquirir a proveedores responsables y registrar la procedencia y manejo de cada lote garantiza calidad y reduce el impacto ambiental. El conocimiento técnico, unido al respeto por las tradiciones y la evidencia científica, permite integrar las plantas aromáticas y medicinales en la vida diaria de forma segura, creativa y responsable.

Glosario

Asociación de cultivos

Técnica agrícola que combina distintas especies vegetales en un mismo espacio para aprovechar interacciones beneficiosas como repeler plagas o atraer polinizadores.

Aceite esencial

Fracción aromática volátil de la planta, obtenida principalmente por destilación al vapor, rica en compuestos responsables del aroma y con diversas aplicaciones domésticas y productivas.

Decocción

Método de extracción que implica hervir partes duras de la planta, como raíces o cortezas, para obtener sus compuestos.

Etnobotánica

Disciplina que estudia la relación entre las culturas humanas y las plantas, incluyendo sus usos tradicionales, medicinales, culinarios o simbólicos.

Hidrolato

Agua aromática resultante de la destilación de una planta para obtener aceite esencial; contiene compuestos hidrosolubles y es más suave en aroma y efecto.

Infusión

Técnica que consiste en verter agua caliente sobre hojas o flores para extraer compuestos aromáticos y principios activos sin hervir prolongadamente.

Metabolitos secundarios

Compuestos químicos producidos por las plantas que no son esenciales para su crecimiento, pero sí para su defensa, aroma o interacción con el entorno.

Oleato

Preparación obtenida al macerar partes de la planta, generalmente secas, en un aceite vegetal para extraer compuestos liposolubles.

Sostenibilidad

En este contexto, conjunto de prácticas orientadas a aprovechar las plantas aromáticas y medicinales de forma responsable, manteniendo el equilibrio ambiental y favoreciendo la economía local.

Tintura

Extracto líquido concentrado de una planta elaborado mediante maceración en alcohol o mezcla hidroalcohólica.

Ejercicios de autoevaluación

1. **¿Qué característica comparten las plantas aromáticas y medicinales?**

   a. Contienen únicamente compuestos volátiles.

   b. Solo se usan en la cocina.

   c. Todas son comestibles

   d. Poseen metabolitos secundarios con propiedades organolépticas y/o biológicas.

2. **¿Qué parte de la albahaca se emplea habitualmente en cocina?**

   a. Tallos leñosos.

   b. Raíces.

   c. Hojas tiernas.

   d. Flores secas.

3. **¿Qué técnica es más adecuada para extraer compuestos de raíces y cortezas?**

   a. Macerado en aceite.

   b. Infusión.

   c. Decocción.

   d. Hidrolato.

4. **¿Cuál de estas precauciones es fundamental al preparar oleatos?**

   a. Usar planta fresca.

   b. Guardar en frasco transparente.

   c. Usar planta seca para evitar humedad.

   d. Añadir azúcar para conservar.

5. ¿Qué combinación es beneficiosa en el huerto para repeler la mariposa de la col?

    a. Coles y tomillo/salvia.

    b. Coles y albahaca.

    c. Coles y menta.

    d. Coles y orégano.

6. ¿Cuál es una recomendación en la difusión de aceites esenciales?

    a. Usar 15 gotas en espacios pequeños.

    b. Mantener el difusor encendido todo el día.

    c. Mezclar con agua hirviendo.

    d. Limitar el tiempo de difusión y ventilar.

7. ¿Qué es un hidrolato?

    a. Un extracto alcohólico.

    b. Un aceite esencial puro.

    c. El agua de destilación con compuestos aromáticos hidrosolubles.

    d. Un macerado en vinagre.

8. ¿Cuál de las siguientes plantas presenta un aroma balsámico y se emplea en ambientes invernales?

    a. Lavanda.

    b. Eucalipto.

    c. Menta.

    d. Orégano.

9. **¿Qué precaución clave presenta el aceite esencial de limón?**

a. Puede causar somnolencia.

b. Es fotosensibilizante en uso tópico.

c. Tiene efecto anticoagulante.

d. Produce frío intenso en la piel.

10.¿Qué método de conservación es más recomendable para plantas secas aromáticas?

a. En bolsas de plástico transparentes al sol.

b. En frascos opacos y al abrigo de luz y calor.

c. En recipientes metálicos al aire libre.

d. En bolsas de papel dentro del frigorífico.

Aplicaciones prácticas

Aplicación práctica 1. Clasificación y uso de plantas

U. A. 1. Introducción a las plantas y la fitoterapia

Una finca agrícola cultiva diferentes especies para su venta como plantas aromáticas y medicinales. El agricultor quiere elaborar una ficha resumen para presentar a sus clientes, pero la información que tiene está desordenada. Tu tarea es completar la tabla con los datos correctos según la información que conoces sobre cada planta.

Datos recopilados:

- **Lavanda:** Planta perenne de la familia Lamiaceae. Su parte utilizada son las flores, de las que se extrae un aceite esencial rico en linalol. Se emplea en aromaterapia y como relajante.
- **Hinojo:** Planta bienal perteneciente a la familia Apiaceae. Se recolectan principalmente sus semillas para infusiones digestivas. Contiene anetol como principio activo.
- **Manzanilla:** Planta anual de la familia Asteraceae. Se utilizan sus flores, ricas en apigenina y camazuleno, con efecto antiinflamatorio y sedante.
- **Jengibre:** Planta perenne de la familia Zingiberaceae. Se aprovecha su rizoma, con gingeroles, de propiedades digestivas y antiinflamatorias.

Completa la tabla con la información correspondiente.

Planta	Ciclo vital	Familia botánica	Parte utilizada	Principio activo destacado	Uso principal
Lavanda					
Hinojo					
Manzanilla					
Jengibre					

Aplicación práctica 2. Detección de errores en la producción y conservación de plantas medicinales

U. A. 2. Las plantas medicinales

Un productor de plantas medicinales ha redactado un breve informe sobre cómo cultiva, envasa y almacena sus productos. Sin embargo, en la revisión se han detectado varios errores técnicos que podrían afectar la calidad y seguridad de las plantas. Tu tarea es identificar al menos cinco errores en las prácticas descritas y explicar por qué son incorrectas.

El informe del productor es el siguiente:

"Recolectamos las hojas de menta justo después de que florezca para que estén más aromáticas. Las flores de manzanilla las secamos al sol directo durante tres días para ahorrar energía. Una vez secas, las guardamos en bolsas transparentes de plástico y las dejamos en un almacén con ventanas grandes que dejan entrar la luz. El aceite esencial de lavanda lo envasamos en botellas de plástico transparente para que el cliente pueda ver el color. No controlamos la humedad en el almacén porque nunca hemos tenido problemas visibles de moho."

Aplicación práctica 3. Relacionar técnicas con escenarios reales

U. A. 3. El cultivo y sus técnicas

Un productor de plantas aromáticas y medicinales está organizando la próxima campaña y ha descrito diferentes situaciones de manejo. Tu tarea es unir cada situación con la técnica o práctica de cultivo más adecuada según lo aprendido en la unidad.

Situaciones:

- Quiere producir 500 plantas de romero que mantengan exactamente el mismo aroma y tamaño que la planta madre.
- Va a iniciar un cultivo de cilantro, que no tolera el trasplante.
- Detecta que el terreno donde plantará lavanda está demasiado compacto y quiere mejorar la aireación y el desarrollo radicular antes de plantar.
- Tiene una plantación de lavanda vieja y poco productiva, y desea estimular la aparición de brotes nuevos.
- Necesita mantener plantas madre de menta para obtener material vegetativo cada temporada.
- Observa un foco de oídio en menta y quiere reducir su incidencia sin productos químicos de síntesis.
- En la etapa inicial de un cultivo de melisa, quiere reducir la evaporación y frenar la aparición de malas hierbas.

Opciones de técnicas/prácticas:

- Escarda
- Poda de rejuvenecimiento
- Vivero de conservación
- Siembra directa
- Esquejado
- Laboreo profundo
- Uso de azufre o extracto de cola de caballo
- Acolchado

Aplicación práctica 4. Detección de errores en la recolección

U. A. 4. La recolección

En una explotación de lavanda y menta destinada a aceites esenciales, el responsable de campo ha detectado una disminución notable en la calidad del producto final. Revisando el último ciclo de recolección, se han identificado las siguientes prácticas. Analiza cada una y determina si es correcta o incorrecta, justificando brevemente por qué según lo aprendido en la unidad.

Prácticas realizadas:

- Corte de lavanda con máquina recolectora a mediodía, con alta temperatura ambiental.
- Uso de recolectora con aspiración para flores de manzanilla.
- Suspensión del riego de tomillo 4 días antes de su cosecha para secado.
- Recolección manual de menta utilizando tijeras limpias y afiladas a primera hora de la mañana.
- No calibrar la altura de corte de la segadora antes de iniciar el trabajo.
- Limpieza periódica de la cinta transportadora para evitar restos de lotes anteriores.

Aplicación práctica 5. Control de calidad

U. A. 5. Técnicas de manipulación

En un taller de fitoterapia se han preparado varios productos con plantas aromáticas, pero antes de su venta se realiza un control de calidad. Durante la inspección, el técnico observa:

- El extracto alcohólico de salvia presenta un color mucho más pálido de lo habitual y aroma débil.
- Un lote de aceite esencial de tomillo, obtenido por destilación, tiene un ligero olor a humedad.
- Un preparado de raíz de jengibre se ha elaborado hirviéndola durante 30 minutos en exceso de agua.
- Las bolsitas de infusión de tila se han envasado inmediatamente después del secado, sin esperar a que se enfríen.

Responde a las siguientes cuestiones:

- ¿Qué posible error de elaboración explica el problema del extracto alcohólico de salvia?
- ¿Qué puede haber ocurrido con el aceite esencial de tomillo para que presente olor a humedad?
- ¿Es correcta la técnica usada con la raíz de jengibre? Justifica tu respuesta.
- ¿Qué inconveniente puede generar en el producto final el envasado inmediato de la tila tras el secado?

Aplicación práctica 6. Diseño de un plan de cultivo diversificado

U. A. 6. Fitoterapia

Una cooperativa agrícola quiere diversificar su producción de plantas aromáticas y medicinales para abastecer tanto a la industria alimentaria como a la cosmética natural. Han seleccionado tres especies principales: romero, menta piperita y caléndula. El objetivo es producir durante todo el año, manteniendo la calidad y reduciendo pérdidas.

Para ello, han compartido la información inicial:

- El romero es un arbusto perenne que requiere suelos bien drenados y tolera bien la sequía, pero es sensible al exceso de humedad en las raíces.
- La menta piperita es vivaz, de rápido crecimiento, con alta demanda de agua y nutrientes, y muy sensible a plagas como el pulgón.
- La caléndula es anual, prefiere suelos sueltos y fértiles, y su ciclo se ve afectado por heladas prolongadas.
- La finca dispone de un sistema de riego localizado, un invernadero pequeño y herramientas para control mecánico de malas hierbas.

Responde a las siguientes cuestiones:

1. Indica qué planta se debe priorizar para cultivo en el invernadero durante el invierno y por qué.
2. Señala una práctica de manejo específica para reducir el riesgo de enfermedades en el romero.
3. Propón una medida preventiva no química para controlar el pulgón en la menta piperita.
4. Sugiere una técnica de manejo de malas hierbas compatible con la caléndula que mantenga la calidad de la flor.
5. Explica brevemente cómo aprovecharías la estacionalidad de cada planta para planificar las cosechas y escalonar la producción.

Aplicación práctica 7. Mapa de usos integrados

U. A. 7. Otros conceptos y usos de las plantas aromáticas y medicinales

Imagina que eres parte de un equipo que diseña un taller educativo sobre aprovechamiento integral de plantas aromáticas y medicinales en un centro cultural.

Tu objetivo es elaborar un mapa visual de usos integrados para cuatro plantas seleccionadas: lavanda, romero, menta y caléndula.

El mapa debe unir cada planta con al menos tres usos distintos (culinario, cosmético, aromaterapia/bienestar, agrícola o artesanal) y, además, incluir una precaución clave y un método de preparación apropiado para cada uso. No puedes repetir el mismo uso para la misma planta, y todos los usos deben estar basados en la información de la unidad.

Ejercicio de evaluación final

1. **¿Qué familia botánica agrupa plantas como el anís y el comino?**

   a. Fabaceae.

   b. Apiaceae.

   c. Rosaceae.

   d. Lamiaceae.

2. **El jengibre pertenece a la familia:**

   a. Zingiberaceae.

   b. Lamiaceae.

   c. Asteraceae.

   d. Rosaceae.

3. **¿Cuál de estas plantas es conocida por sus propiedades relajantes y su aceite esencial rico en linalol?**

   a. Menta.

   b. Lavanda.

   c. Caléndula.

   d. Manzanilla.

4. **El espino blanco se utiliza principalmente por sus propiedades:**

   a. Digestivas.

   b. Cicatrizantes.

   c. Cardioprotectoras.

   d. Carminativas.

5. Una ventaja de conocer la familia botánica de una planta es:

    a. Poder determinar su ciclo lunar de recolección.

    b. Anticipar posibles propiedades comunes a otras especies de la misma familia.

    c. Saber el precio de mercado de la especie.

    d. Evitar la pérdida de color en el secado.

6. El regaliz, con propiedades antiinflamatorias y expectorantes, pertenece a la familia:

    a. Lamiaceae.

    b. Fabaceae.

    c. Asteraceae.

    d. Apiaceae.

7. ¿Qué problema puede causar la confusión de especies durante la recolección?

    a. Menor rendimiento económico.

    b. Pérdida de aroma.

    c. Intoxicaciones.

    d. Aceleración del secado.

8. ¿Qué medida previene la contaminación química de las plantas medicinales?

    a. Almacenarlas en recipientes metálicos.

    b. Usar pesticidas de amplio espectro.

    c. Cultivo ecológico y análisis de laboratorio.

    d. Exponerlas al sol para secarlas.

9. ¿Qué órgano útil se obtiene del ajo y se utiliza por sus propiedades antimicrobianas?

    a. Rizoma.

    b. Semilla.

    c. Bulbo.

    d. Corteza.

10. ¿Qué método tradicional implica dejar reposar la planta en un líquido a temperatura ambiente?

    a. Decocción.

    b. Infusión.

    c. Maceración.

    d. Jarabe.

11. ¿Qué grupo de principios activos es conocido por su acción antioxidante y vasoprotectora?

    a. Taninos.

    b. Flavonoides.

    c. Alcaloides.

    d. Glucósidos.

12. ¿Qué material de envasado es más adecuado para tisanas a granel que necesitan transpirar, pero no conservarse por largos periodos?

    a. Papel o cartón.

    b. Vidrio oscuro.

    c. Metal.

    d. Plástico alimentario opaco.

13.¿Qué plaga succiona la savia y transmite virus, provocando hojas rizadas?

a. Trips.

b. Pulgones.

c. Mosca blanca.

d. Ácaros.

14.¿Qué enfermedad produce un recubrimiento blanquecino en hojas y tallos?

a. Botritis.

b. Roya.

c. Fusariosis.

d. Oídio.

15.¿Qué medida preventiva ayuda a evitar la propagación de patógenos en el cultivo?

a. Uso exclusivo de fertilizantes minerales.

b. Rotación de cultivos.

c. Aumento del riego en invierno.

d. Eliminación total del acolchado.

16.¿Qué tipo de control se basa en el uso de insectos depredadores o parasitoides?

a. Químico.

b. Biológico.

c. Cultural.

d. Mecánico.

17.¿Cuál es el objetivo principal del riego de asentamiento tras la implantación?

a. Enfriar el suelo.

b. Favorecer el contacto entre raíces y suelo.

c. Disminuir la humedad relativa.

d. Lavar el exceso de fertilizante.

18.¿Qué método de implantación es más económico y rápido para grandes superficies?

a. Trasplante.

b. Siembra directa.

c. Acolchado.

d. Injerto.

19.¿Qué ventaja ofrecen las recolectoras autopropulsadas?

a. Bajo coste de adquisición.

b. Integran corte, transporte y carga automática.

c. Máxima selectividad manual.

d. Funcionamiento sin combustible.

20.En explotaciones pequeñas y con especies delicadas, lo más habitual es:

a. Usar cosechadoras autopropulsadas.

b. Realizar la recolección manual.

c. Recoger con aspiradoras industriales.

d. Implementar corte con dron.

21.¿Qué factor previo a la recolección ayuda a evitar obstrucciones de la maquinaria?

a. Suspender el control de plagas.

b. Reducir el abonado.

c. Eliminar malas hierbas antes de la cosecha.

d. Aumentar el riego.

22.¿Qué tipo de máquina permite separar partes específicas de la planta durante la recolección?

a. Recolectora con aspiración.

b. Segadora de barra.

c. Recolectora selectiva.

d. Autopropulsada.

23.¿Cuál es un riesgo de no calibrar correctamente una máquina recolectora?

a. Menor inversión inicial.

b. Corte excesivo de material leñoso.

c. Mayor concentración de aceites.

d. Menor rendimiento horario.

24.¿Qué aspecto del manejo de cultivo ayuda a sincronizar la maduración y facilitar la recolección?

a. Uso de maquinaria más antigua.

b. Elegir variedades adaptadas al clima y al suelo.

c. Aumentar la densidad de siembra.

d. Suspender el control de plagas.

25.¿Qué planta se ha usado tradicionalmente en infusión para aliviar cólicos menstruales en Andalucía?

a. Lavanda.

b. Salvia.

c. Caléndula.

d. Hinojo.

26.¿Qué concepto alquímico hacía referencia a la supuesta "resurrección" simbólica de una planta a partir de sus cenizas?

a. Transmutación.

b. Fitogénesis.

c. Palingenesia.

d. Germinación espiritual.

27.¿Qué uso mágico tradicional se atribuía al romero en la Edad Media?

a. Atraer el amor.

b. Ahuyentar malos espíritus.

c. Potenciar la memoria.

d. Calmar la tos.

28.¿Qué técnica de preparación se utiliza para extraer mucílagos sin degradarlos?

a. Decocción prolongada.

b. Maceración en frío.

c. Infusión rápida con agua hirviendo.

d. Destilación.

29.¿Qué planta común en la cocina puede ser mortalmente tóxica si se confunde con la cicuta?

a. Cilantro.

b. Albahaca.

c. Perejil.

d. Orégano.

30.¿Qué combinación de técnicas podría emplearse para elaborar un jarabe expectorante a base de plantas medicinales?

a. Infusión de lavanda y aceite de oliva.

b. Decocción de regaliz, tintura de tomillo y aceite esencial de eucalipto.

c. Maceración de romero y polvo de menta.

d. Destilación de manzanilla y jugo de limón.

31.El aceite esencial de eucalipto es útil como:

a. Antiinflamatorio para la piel.

b. Mucolítico y descongestionante nasal.

c. Regulador de glucemia.

d. Protector hepático.

32.¿Qué alcaloide presente en el café es responsable de su efecto estimulante?

a. Teobromina.

b. Cafeína.

c. Cinamaldehído.

d. Ginsenósidos.

33.¿Qué planta se emplea principalmente para hidratar y regenerar la piel en quemaduras leves?

a. Caléndula.

b. Aloe vera.

c. Bardana.

d. Árbol del té.

34.¿Qué aceite esencial, aplicado diluido, es eficaz como antiséptico en el tratamiento del acné?

a. Lavanda.

b. Menta.

c. Árbol del té.

d. Romero.

35.¿Qué planta rica en catequinas y cafeína ayuda a aumentar el gasto energético y la oxidación de grasas?

a. Ginseng.

b. Té verde.

c. Fenogreco.

d. Fucus.

36.El fucus debe utilizarse con precaución en personas con:

a. Hipotensión arterial.

b. Hiperglucemia.

c. Hipertiroidismo.

d. Anemia.

37.¿Cuál es una función de la menta en asociaciones de huerto?

    a. Mejorar el sabor de tomates.

    b. Repeler mariposa de la col.

    c. Atraer insectos auxiliares.

    d. Evitar hongos en lechugas.

38.¿Qué es una tintura?

    a. Una infusión concentrada.

    b. Un extracto hidroalcohólico.

    c. Un hidrolato de alta pureza.

    d. Un aceite esencial diluido.

39.¿Qué medida de seguridad se recomienda antes del uso tópico de un preparado?

    a. Hervirlo durante 10 minutos.

    b. Realizar una prueba de parche cutáneo.

    c. Dejarlo expuesto al sol.

    d. Añadir sal marina.

40.¿Qué parte del romero se usa principalmente en cocina?

    a. Raíces.

    b. Flores secas.

    c. Hojas y tallos.

    d. Semillas.

Solucionario

U. A. 1. Introducción a las plantas y la fitoterapia

1. b	**6.** a
2. c	**7.** b
3. a	**8.** b
4. c	**9.** c
5. b	**10.** b

U. A. 2. Las plantas medicinales

1. d	**6.** a
2. b	**7.** b
3. d	**8.** c
4. b	**9.** b
5. c	**10.** b

U. A. 3. El cultivo y sus técnicas

1. c	**6.** c
2. b	**7.** b
3. b	**8.** a
4. c	**9.** a
5. d	**10.** b

U. A. 4. La recolección

1. c	**6.** b
2. b	**7.** b
3. b	**8.** b
4. b	**9.** b
5. b	**10.** b

U. A. 5. Técnicas de manipulación

1. c	**6.** c
2. c	**7.** b
3. c	**8.** b
4. c	**9.** c
5. c	**10.** c

U. A. 6. Fitoterapia

1. c	**6.** d
2. b	**7.** b
3. b	**8.** b
4. b	**9.** b
5. c	**10.** a

U. A. 7. Otros conceptos y usos de las plantas aromáticas y medicinales

1. d

2. c

3. c

4. c

5. a

6. d

7. c

8. b

9. b

10. b

Bibliografía

Webgrafía

¿Cómo extraer los principios activos de las plantas?

https://www.claravalenzuela.com/blogs/cosmetica-natural/como-extraer-los-principios-activos-de-las-plantas

Cómo recoger y secar hierbas aromáticas en casa

https://entresemillas.com/blog/como-recoger-y-secar-hierbas-aromaticas-en-casa/

¿Cuáles son las plagas y enfermedades que pueden afectar a mis plantas?

https://www.fronda.com/aprender/guia-plagas-y-enfermedades

Envasado de plantas medicinales

https://www.instapouch.com/post/plantas-medicinales

Fitoterapia para el sistema digestivo

https://revistaacofarma.com/articulos/nutricion/fitoterapia-para-el-sistema-digestivo/

Fitoterapia para prevenir infecciones urinarias

https://revistafarmanatur.com/salud/fitoterapia-prevenir-infecciones-urinarias/

Fitoterapia y sistema inmune: plantas que refuerzan las defensas

https://www.farmaciasdirect.es/blogs/medicina-natural/fitoterapia-y-sistema-inmune-plantas-que-refuerzan-las-defensas

Historia de la fitoterapia

https://www.mundoreishi.com/historia-de-la-fitoterapia/?srsltid=AfmBQopBmIenvv2OCz5QsFy5zhJLNLCg-Kuw_A4AdH1fgOSgPEKudg5P

Las 6 mejores plantas medicinales para el corazón

https://www.supersmart.com/es/blog/cardiovascular/las-6-mejores-plantas-medicinales-para-el-corazon-s352

Manejo de plagas en plantas aromáticas

https://amanecerrural.com.ar/es/nota_tecnica/03315-manejo-de-plagas-en-plantas-aromaticas

Plantas medicinales para el hígado y la vesícula biliar

https://www.buenoyvegano.com/2025/03/17/fitoterapia-plantas-medicinales-para-el-higado-y-la-vesicula-biliar/

Plantas medicinales sedantes para el nerviosismo

https://www.farmaceuticonline.com/es/plantas-medicinales-sedantes/

¿Qué es la etnobotánica?

https://www.jardinbotanicodecordoba.com/investigacion/etnobotanica/

Todo sobre las hierbas medicinales: precauciones, usos y cómo tomar

https://www.elconfidencial.com/bienestar/2024-04-20/hierbas-medicinales-precauciones-usos-como-tomar_3870307/